Schlotz
Bauchgeflüster

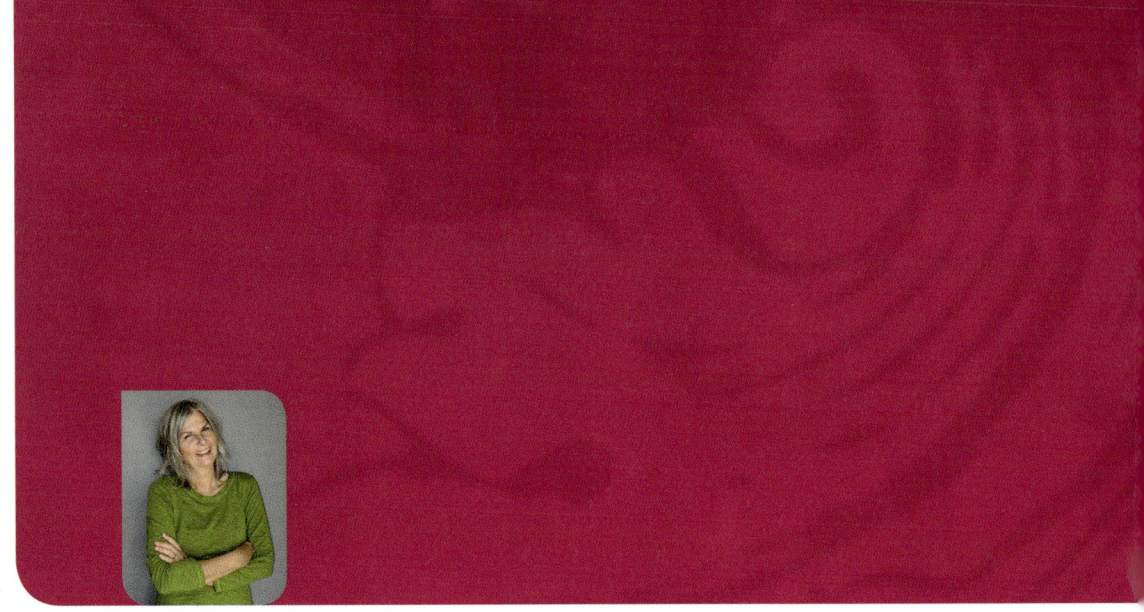

Sabine Schlotz ist Diplom-Psychologin und ausgebildet in der vorgeburtlichen Bindungsanalyse nach Raffai und Hidas, einer Methode, die bereits vor der Geburt einen wunderschönen und intensiven Mutter-Kind-Kontakt ermöglicht. Seit 2005 arbeitet Sabine Schlotz in ihrer eigenen Praxis als Heilpraktikerin für Psychotherapie und begleitet Frauen und deren Kinder bindungsanalytisch durch die Schwangerschaft. Nebenbei lehrt sie an der Evangelischen Hochschule Ludwigsburg Bindungsentwicklung in der frühen Kindheit. »Mit diesem Buch und den darin vorgestellten Hintergründen, Ritualen und Übungen möchte ich allen Schwangeren eine unvergessliche Zeit mit ihrem Ungeborenen und den bestmöglichen Start ins Leben für ihr Baby ermöglichen. Lassen Sie sich ein auf dieses Abenteuer und lernen Sie Ihr Baby jetzt schon kennen.«

Silke Weinsheimer hat die inspirierenden Fotos zu diesem Buch gemacht. Die unkonventionelle Fotografin aus Berlin ist selbst Mutter zweier Kinder und fotografiert u. a. für Magazine wie »Nido«, »Brigitte« und »Zeit Wissen«.

Sabine Schlotz

Bauchgeflüster

Schwangerschaftsrituale für eine innige
Mutter-Kind-Beziehung

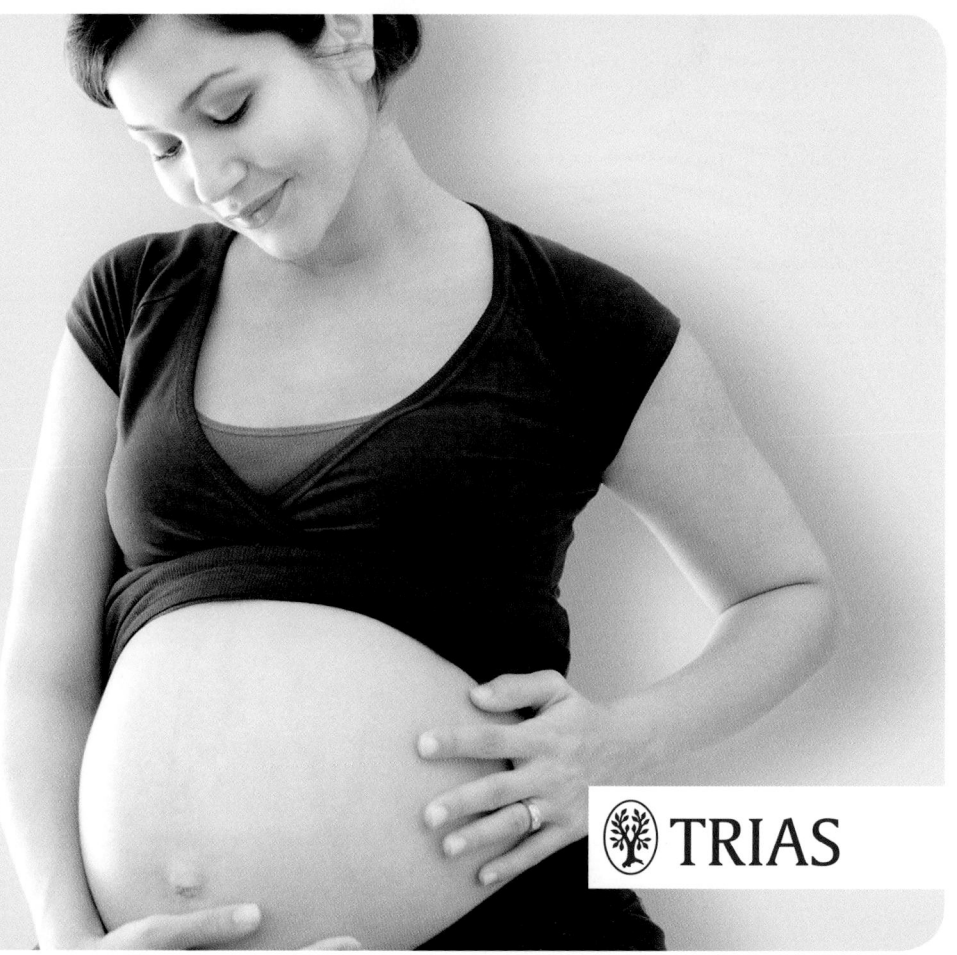

TRIAS

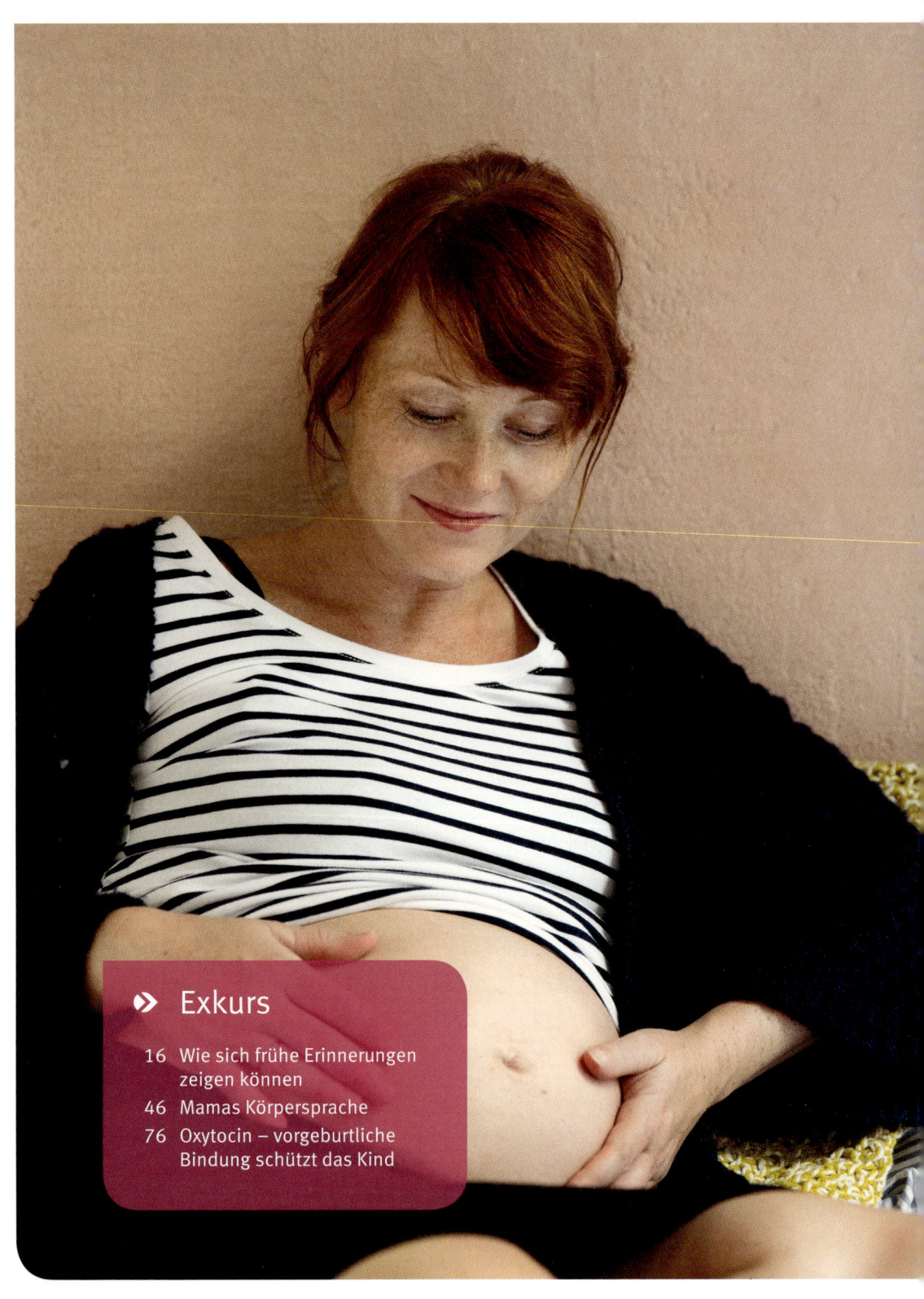

➨ Exkurs

16 Wie sich frühe Erinnerungen
zeigen können
46 Mamas Körpersprache
76 Oxytocin – vorgeburtliche
Bindung schützt das Kind

7 Liebe Leserin und auch lieber Leser

Babys sind soziale Wesen
9

10 Bereit-Sein für die Welt des Babys
10 Mein Weg zur Bindungsanalyse
11 Stolpersteine beim Kontakt zu Ihrem Baby
13 Mamas Weg zum Baby
14 Das Baby im Bauch – ein soziales Wesen?

18 Mamas Bedeutung für das Baby
18 Babys passen sich an
19 Bindung – Schutz und Geborgenheit
20 Jetzt schon Bindung fördern!

Rituale für die Schwangerschaft
25

26 Die Reise beginnt: Schwanger werden
26 Die Wahl der Miss Eizelle
28 Vom Eisprung zur Befruchtung
30 Willkommen im ersten Zuhause

32 Endlich: Schwanger!
32 Herzliche Gefühle
34 Hallo, Baby!
36 Aus der Bewegung in die Bewegung
38 Du bist mir wichtig!
40 Hörst Du mich, Baby?
42 Baby auf dem Prüfstand
44 Lächeln ist ansteckend
48 Das Leben ist kein Ponyhof

50 Hallo Baby, hallo Enkelchen
52 Und täglich grüßt die Übelkeit
54 Gut verbunden
56 Wunderwerk Plazenta
58 Die Werde-Kerze
60 Mein Körper – Dein Körper

62 Ihr Baby wächst und gedeiht
62 Spielplatz Mamabauch
64 Ihr Baby liebt Rituale
66 Der Zirkel der weisen Frauen
68 Wir Wasserwesen
70 Die Angst im Griff
72 Die Kraft der Berührung
74 Melodien für Babys Seele
78 Der geschützte Ort
80 Botschaften des Körpers
82 Post für das Baby
84 Wohn-Raum Gebärmutter
86 Der farbige Atem
88 In der Ruhe liegt die Kraft

Vorbereitungen auf die Geburt
91

92 Auf die Plätze, fertig …
92 Die richtige Lage
94 Gebären heißt loslassen
96 Kulturschock: Welt
98 Geburt: Die Eröffnungsphase
100 Geburt: Die Austreibungsphase
102 Geburt: Die Nachgeburtsphase

Service
104

104 Bücher
104 Fachartikel
106 Stichwortverzeichnis

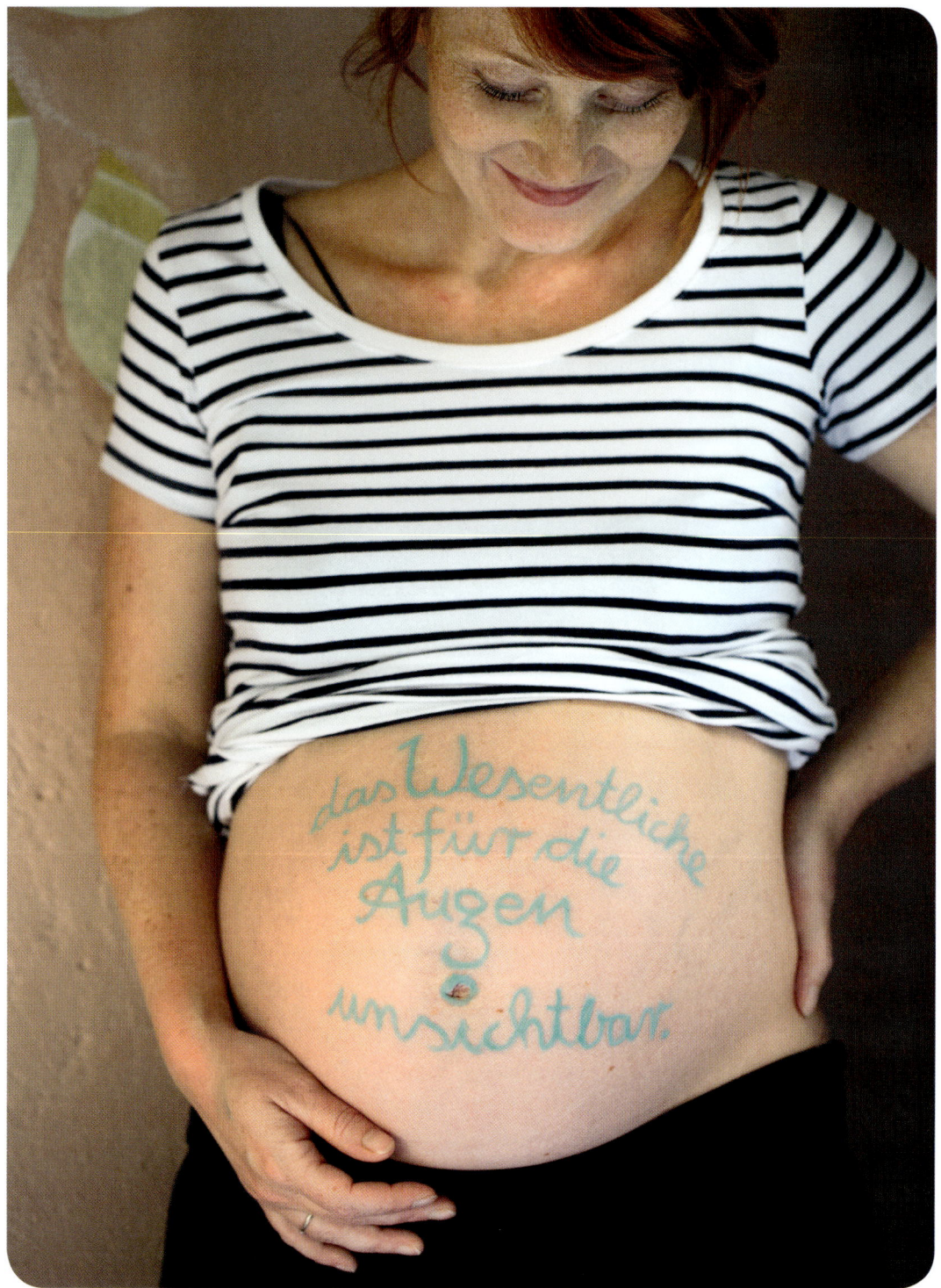

Liebe Leserin und auch lieber Leser,

seit zehn Jahren habe ich das Glück, Mütter (hin und wieder auch mit dem Kindsvater) mit ihren Babys dabei begleiten zu dürfen, ihre vorgeburtliche Beziehung zum Blühen zu bringen. Wie überall gestaltet jede Familie ihren Weg selbst und auf ganz persönliche Art und Weise. In ihn fließen die Anforderungen des Alltags, die Paarbeziehung, die Vorstellung vom Elternsein und andere Rollenbilder sowie die eigenen frühen Beziehungserfahrungen ein.

Die Tiefe und Wärme der vorgeburtlichen Eltern-Baby-Beziehung speist sich jedoch aus der Offenheit der werdenden Mama für die Signale ihres Babys. Es ist deshalb besonders schön zu beobachten, dass das intensive Zwiegespräch, wie ich es mit meiner Tochter Leona erleben durfte, auch für andere Mütter möglich ist und wie glücklich Mutter und Kind nach der Geburt darüber sind. Wenn dieses Buch auch nur einen kleinen Beitrag dazu leisten kann, den Weg, den Sie und Ihr noch ungeborenes Baby miteinander verbindet (oder einmal verbinden könnte), auszuleuchten, dann ist sein Sinn erfüllt.

Als ich Mutter wurde, wusste ich noch nichts über Bindungstheorie und Bindungsanalyse. Umso dankbarer bin ich meinen mittlerweile erwachsenen Kindern für ihre wunderbare und stets ermutigende Begleitung, nicht nur, aber ganz speziell, bei diesem besonderen Projekt. Und so widme ich dieses Buch Sebastian, Tine, Leona und Franziska – und Ihrem Baby.

Sabine Schlotz, Dezember 2014

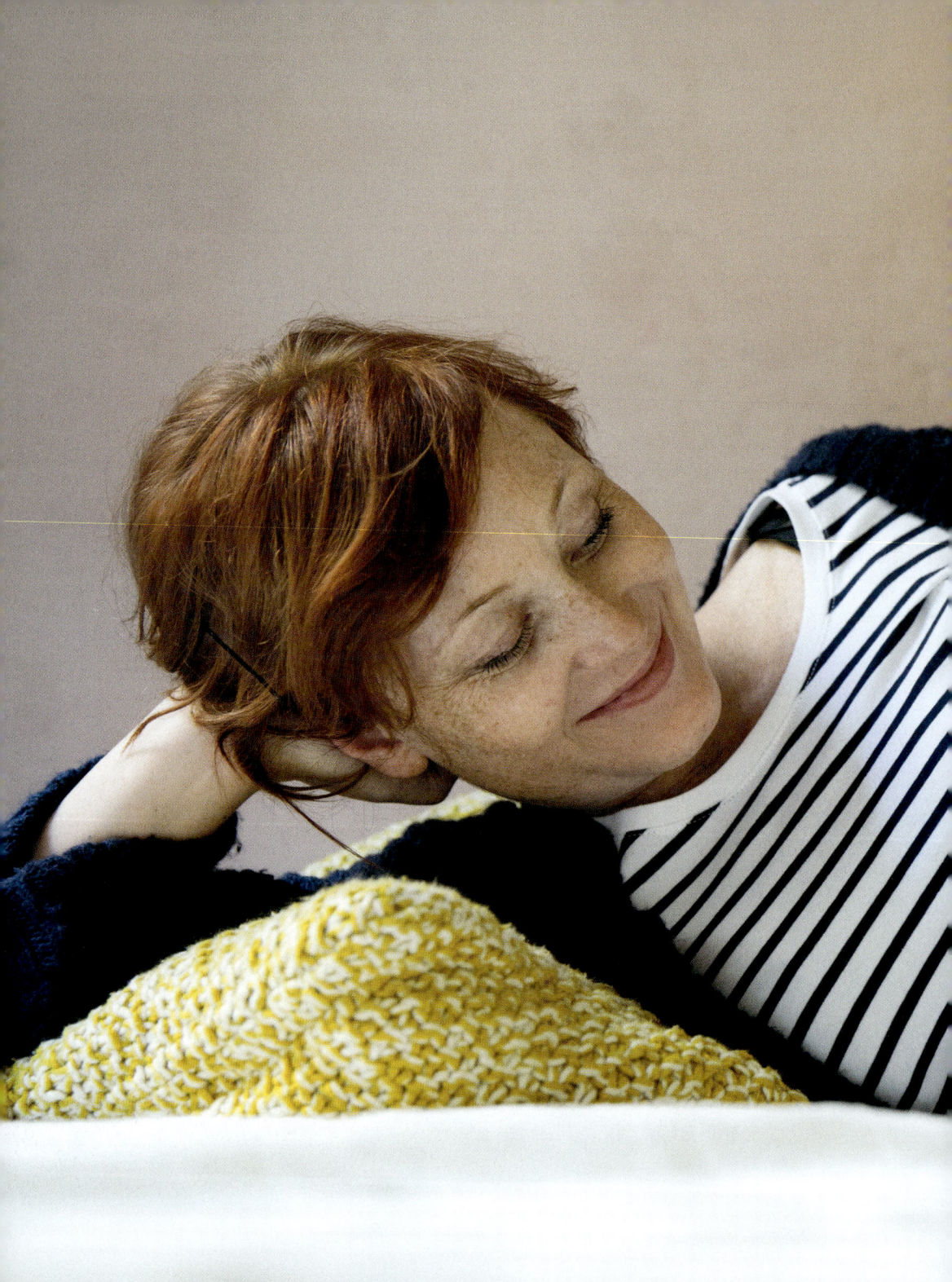

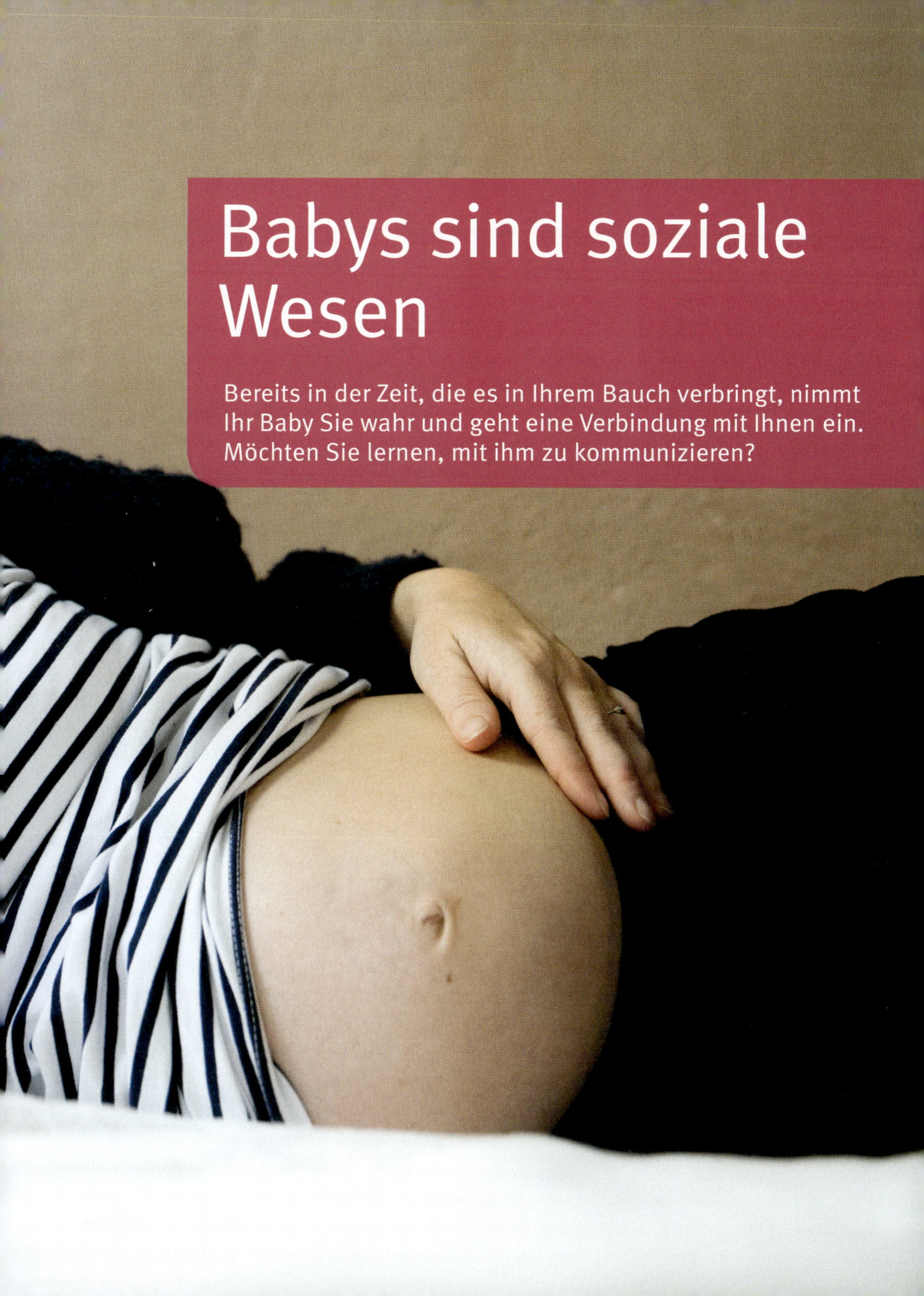

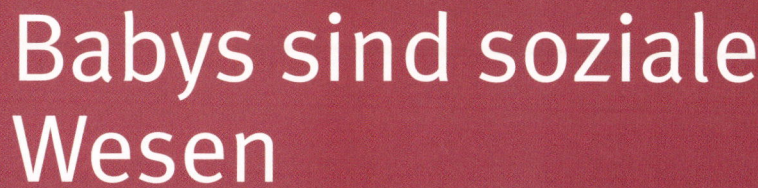

Babys sind soziale Wesen

Bereits in der Zeit, die es in Ihrem Bauch verbringt, nimmt Ihr Baby Sie wahr und geht eine Verbindung mit Ihnen ein. Möchten Sie lernen, mit ihm zu kommunizieren?

Bereit-Sein für die Welt des Babys

Legen Sie schon in der Schwangerschaft den Grundstein für eine liebevolle Beziehung und beginnen Sie weit vor der Geburt, mit Ihrem Baby zu kommunizieren.

Vielleicht fragen Sie sich, wie ich darauf gekommen bin, die Schwangerschaft aus der Sicht des Babys zu betrachten? Dazu muss ich etwas ausholen. Den Anstoß, mich mit dem vorgeburtlichen Erleben eines Kindes zu beschäftigen, gab mein drittes Kind. Ein kleines Mädchen. Mit ihr war ich schwanger, nach meinem Sohn und meiner ersten Tochter. Viel Zeit hatten wir beide nicht miteinander, denn ihr Erbgut wies eine schwerwiegende Veränderung auf und sie ist einen Tag vor ihrer Geburt daran verstorben. Es war eine schmerzhafte Zeit, aber ich möchte sie nicht missen. Vielmehr bin ich dankbar für diese Erfahrung. Obwohl sie krank war und ich ihr nie in die Augen blicken konnte, hat sie mir in der kurzen Zeit unserer Schwangerschaft Wichtiges mit auf den Weg gegeben. Die Erfahrungen mit ihr bilden den Hintergrund, vor dem nun dieses Buch entstehen konnte.

Mein Weg zur Bindungsanalyse

Es war meine dritte Schwangerschaft, deshalb wusste ich bereits, wie sich Schwanger-Sein normalerweise für mich anfühlt. Dieses Mal war alles anders: Über einen sehr langen Zeitraum konnte ich mein Baby fast gar nicht spüren, obwohl es für Kindsbewegungen längst an der Zeit gewesen wäre. Erst im letzten Drittel kam ein ungewöhnlich intensiver Kontakt zustande. In einer Form, wie ich ihn zuvor noch nicht kennen gelernt hatte. Er gestaltete sich wie ein inneres Gespräch, deutlich und klar. Das wirklich Ungewöhnliche zeigte sich aber erst nach der Geburt: Vieles von dem, was sie mir während unserer kurzen gemeinsamen Zeit mitgeteilt hat, hatte etwas mit vergangenen und zukünftigen Entwicklungen zu tun. Mein Erstaunen wuchs

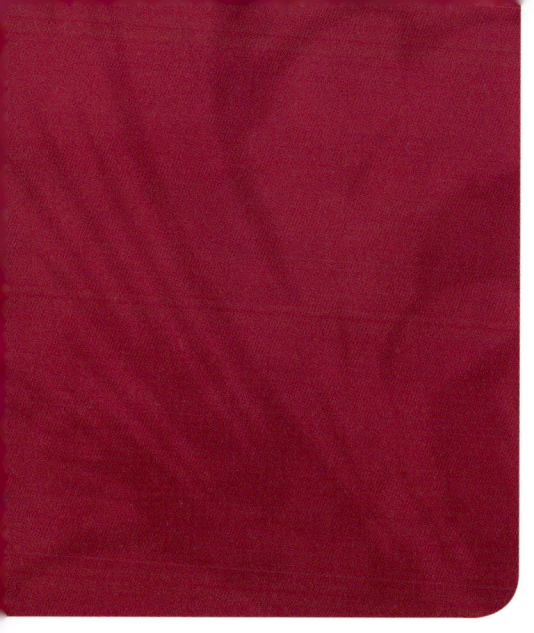

werdende Mütter (und Väter), mit ihrem ungeborenen Baby in einen liebevollen und tiefen Kontakt zu kommen.

Die vorgeburtliche Psychologie ist noch immer ein relativ junges Feld, in dem die Erkenntnisse aus zahlreichen unterschiedlichen Disziplinen (Medizin, Biologie, Physiologie, molekulare Biologie, Genetik, Epigenetik und andere mehr) wie Puzzleteile zusammenfinden. Umfassende wissenschaftliche Untersuchungen dazu liegen noch nicht vor. Streng wissenschaftliche Studien mit Mutter-Kind-Paaren sind aufgrund der Unzugänglichkeit des ungeborenen Babys, aber auch aus ethischen und messtechnischen Gründen schwierig. Die Inhalte einiger theoretischer Abschnitte sind daher auf aktuellen wissenschaftlichen Befunden aufgebaut, meine daraus gezogenen Schlussfolgerungen habe ich mir, soweit möglich, von den jeweiligen Wissenschaftlern bestätigen lassen.

immer mehr, als später laufend Dinge geschahen, über die sie mit mir gesprochen hatte. Die Erinnerung daran ließ in mir die Idee wachsen, dass dieser intensive Kontakt – sofern ich mir nicht alles nur eingebildet hatte – vielleicht auch für andere Frauen wertvoll wäre und gezielt herstellbar sein müsste.

Jahre später begegnete ich Jenö Raffai, einem ungarischen Psychologen, der gemeinsam mit seinem Kollegen György Hidas eine Strategie zur Förderung des vorgeburtlichen Mutter-Kind-Kontakts entwickelt hatte. Sie tauften ihren Ansatz »vorgeburtliche Bindungsanalyse«. Als ein paar Jahre später der erste Ausbildungskurs in Deutschland angeboten wurde, war ich dabei. Das war 2005. Die Bindungsanalyse war genau das, wonach ich lange gesucht hatte: eine warmherzige und wirksame Möglichkeit für

Stolpersteine beim Kontakt zu Ihrem Baby

Vielleicht freuen Sie sich schon auf das Lesen der theoretischen Hintergründe oder wollen sich gleich von den praktischen Anregungen inspirieren lassen und Neues ausprobieren. Aus meiner beruflichen Erfahrung heraus weiß ich jedoch, dass sich diese Tipps zuweilen einfacher schreiben oder lesen lassen, als Sie sie ausführen oder berücksichtigen können. Dafür gibt es zwei Gründe: Zum einen sind die Anregungen aus einer interaktiven Arbeit hervorgegangen, bei der die Mama nicht alleine ist, sondern individuell und professionell in der Umsetzung begleitet wird, was einen großen Unterschied machen kann. Zum anderen können sich bei der Beschäftigung mit dem Baby wider Erwarten und völlig unverhofft unangenehme Gefühle einstellen, wie körperliche Missempfindungen, ein plötzliches Gefühl von Zeitmangel oder auch Unlust. In der Praxis hat sich gezeigt, dass dies Hinweise dafür sein können, dass das Unterbewusstsein der Mutter das Thema Schwangerschaft aufgrund einer früheren, möglicherweise sogar schon vorgeburtlich erlebten Erfahrung als bedrohlich empfindet und ihm ausweichen möchte.

Auch einschneidende Schwangerschafts- oder Geburtserlebnisse, wie etwa eine Fehlgeburt, eine Kaiserschnittentbindung, eine Frühgeburt oder ein früherer Schwangerschaftsabbruch, können den Aufbau eines tiefen und entspannten Mama-Baby-Kontakts erschweren. Solche Zusammenhänge lassen sich mit der vorgeburtlichen Bindungsanalyse aufspüren, bewusst und damit der Auflösung zugänglich machen. Wenn Sie also spüren, dass Ihnen bestimmte Übungen schwerfallen oder Ihr Schwangerschafts- erleben durch viele Ängste und Sorgen in Bezug auf die aktuelle Schwangerschaft und die Geburt beeinträchtigt wird, kann es sinnvoll sein, sich professionelle

Unterstützung zu gönnen. Es wäre doch schade, wenn die Beziehung zu Ihrem Baby davon überschattet würde!

Manche der praktischen Anregungen wirken aufgrund ihrer Formulierung mitunter spirituell oder »esoterisch«. Diese Sprache ist absichtlich so gewählt, weil das Gehirn und die Seele lieber über innere Bilder kommunizieren. Zugleich kann dabei die sinnliche Seite einer Schwangerschaft »sichtbar« werden. Lassen Sie sich also davon bitte nicht abschrecken, sondern tauchen Sie mit mir ein in die Welt der vorgeburtlichen Psychologie.

Die Bindungsanalyse als Begegnungsort

Unter werdenden Müttern in Deutschland ist die Bindungsanalyse als schwangerschaftsbegleitendes Angebot noch ein Geheimtipp. In ihrem Ursprungsland Ungarn hat sie bereits großen Zulauf und auch in Fachkreisen wird sie zunehmend geschätzt, weil die Bedeutung der vorgeburtlichen Lebenszeit für die spätere Entwicklung des Kindes immer stärker ins Bewusstsein rückt und sie dem Rechnung trägt.

Auch wenn der Name dafür spricht, ist die vorgeburtliche Bindungsanalyse in der Schwangerschaft nicht als Psychotherapie gedacht, sondern als persönliche und individuelle Unterstützung der Mama, um ihr den Aufbau einer innigen und liebevollen Beziehung zu Ihrem Baby zu erleichtern. Sie ist daher grundsätzlich für jede Schwangere geeignet, die sich eine unvergessliche Zeit mit ihrem Ungeborenen und den bestmöglichen Start ins Leben für ihr Baby wünscht.

Mamas Weg zum Baby

Sie sind noch skeptisch und zögerlich und finden es befremdlich, sich bereits einen Zellhaufen als kleinen Menschen vorzustellen, der wahrnehmen, antworten und eine Verbindung mit Ihnen eingehen kann? Das ist absolut nachvollziehbar. Wenn Sie sich vorstellen, wie das Menschsein Ihres Babys von Sekunde zu Sekunde mehr Gestalt annimmt und sich entwickelt, so wie wir uns im Verlauf unseres Lebens immer weiter entwickeln, verändert sich vielleicht Ihre Sicht auf die Dinge.

Hätten Sie gedacht, dass Sie Ihrem Baby in jedem Moment von sich erzählen, ohne dass es Ihnen vielleicht bewusst ist? Nein? Es ist Ihr Körper, der mit ihm spricht. Der alles, was Sie erleben oder fühlen, in eine körpereigene Sprache übersetzt. Dazu stehen Ihrem Organismus verschiedene Wege offen. So kann er beispielsweise über Botenstoffe wie Oxytocin, Adrenalin, Dopamin, Serotonin oder viele andere Moleküle Zielzellen in Ihrem Körper veranlassen, in einer spezifischen Weise zu reagieren. Diese Reaktionen können uns erröten lassen, für

kalte Hände sorgen, den Herzschlag in die Höhe treiben, die Atmung verändern und anderes mehr. Mit Ihren Gedanken und Gefühlen lösen Sie also körperliche Veränderungen in Ihnen selbst aus – und in Ihrem Baby.

Trotz aller Forschung kennen wir längst noch nicht alle Kommunikationsmöglichkeiten unseres Körpers. Aber die Reaktionen, die unser Organismus auf Gefühle oder Gedanken zeigt, kann man kurz zusammengefasst so ausdrücken: Negative Empfindungen führen zu einem körperlichen Zusammenziehen oder einer inneren Enge und positive Empfindungen zu einer Ausdehnung oder inneren Weite. Spüren Sie einfach einmal in Ihren Körper hinein, wenn sich eine Situation anbietet. Ihr Körper versucht – im übertragenden Sinne – auf diese Weise den Abstand zum Thema zu regulieren, den er benötigt, um sein inneres Gleichgewicht zu wahren.

Ihr Baby ist eingebunden in Ihre körperlichen Vorgänge. Dadurch erreichen es auch die Veränderungen, die sich in Ihrem Körper abspielen. So nimmt es, wenngleich auf indirektem Weg, Anteil an Ihren schönen oder belastenden Gedanken und Gefühlen.

Lassen Sie sich von diesem Gedanken nicht erschrecken. Sehen Sie darin vielmehr die wunderbare Möglichkeit, Ihr Baby mithilfe Ihres Organismus nicht nur körperlich, sondern auch seelisch zu ernähren und in seiner Entwicklung zu unterstützen. Ist das nicht großartig?

Das Baby im Bauch – ein soziales Wesen?

Von der Wortherkunft her bedeutet »sozial« so viel wie »verbunden«, »gemeinsam«, »zugehörig« oder »aufeinander Bezug nehmend«. Ein besonders reifer Entwicklungsstand wird bei dieser Definition nicht vorausgesetzt, sondern allein das Vorhandensein von Beziehung. So fällt es uns sicher nicht schwer, darüber nachzudenken, wo sich bereits bei einem ungeborenen Menschen »soziale« Verhaltensweisen erkennen lassen.

Was macht uns zu sozialen Wesen?

Der Mensch ist ein soziales Wesen, so heißt es. »Gemeinsam geht vieles leichter«, und »geteiltes Leid ist halbes Leid«, sagt der Volksmund. Aber auch: »Liebe ist das Einzige, das nicht weniger wird, wenn man es teilt«. Fakt ist: Wir leben länger und gesünder in einem uns zugewandten sozialen Umfeld und erkranken, wenn wir zurückgewiesen oder von unseren Lieben getrennt werden.

Um mit anderen Menschen in Kontakt zu kommen, brauchen wir besondere Fähigkeiten. Sehen, hören, tasten oder die gleiche Sprache sprechen zu können, hilft bei der Verständigung. Konnten sich diese Fertigkeiten gut entwickeln, erleichtert

das den zwischenmenschlichen Austausch sehr, ungleich schwieriger wird es hingegen ohne diese Fertigkeiten.

Nicht zu jedem Zeitpunkt unseres Lebens sind wir gleichermaßen fähig, unsere kommunikativen Fertigkeiten einzusetzen, und manche soziale Kompetenz erwerben wir erst mit fortgeschrittenem Alter. Die körperlichen Voraussetzungen, die wir für die Begegnung und den Austausch mit anderen Menschen brauchen, entwickeln wir Schritt für Schritt. Weil Ihr Baby den Grundstock seiner sozialen Entwicklung bereits mit seinen ersten Zellen legt, braucht es auch von Anfang an ein soziales Gegenüber, um diese Fähigkeiten optimal entwickeln zu können.

Ein Baby beginnt sein Leben als winziger Zellhaufen. Als kleinste lebende Einheit des Babys verfügt jede einzelne Zelle über besondere Fähigkeiten zum Zwiegespräch mit ihrem Gegenüber:

- Sie kann wahrnehmen (etwa über Botenstoffe oder Schwingungen).
- Sie kann in biologisch sinnvoller Weise antworten, indem sie sich zum Beispiel zusammenzieht oder Enzyme aktiviert.
- Sie kann Stoffe aufnehmen und abgeben, wie ein Gesamtorganismus.
- Sie kann sich teilen.
- Sie kann mit anderen Zellen Verbindungen eingehen und diese wieder lösen.
- Sie kann sich Informationen merken, indem sie, wie Randnotizen in einem Buch, Markierungen auf ihrem geneti-

schen Material vornimmt (epigenetische Modulationen).
- Sie kann ihre gemerkten Erinnerungen an nachfolgende Generationen weitergeben.

Wenngleich zunächst nur auf der Ebene der Zellen bemerkbar, verfügt Ihr Baby schon als kleinster Zellhaufen über eine große Anzahl von »sozialen« Fähigkeiten. Sie ermöglichen es ihm, mit Ihren Zellen Kontakt aufzunehmen, sich mit Ihnen auszutauschen und mit Ihnen in eine Gemeinschaft einzutreten.

Wie entwickelt sich unser soziales Wesen?

Alles, was uns zur Verfügung steht, um mit anderen Menschen in Kontakt zu kommen, hat mit erfolgreichen Zwiegesprächen zwischen Zellen begonnen. Jede weitere kommunikative Entwicklung ist darauf aufgebaut. Aus diesem Blickwinkel können wir die Entwicklung der sozialen Kontaktfähigkeit entlang einer Zeitachse beschreiben:

- Ganz am Anfang, wenn die Eizelle ihren Platz in der Gebärmutter gefunden hat, kommunizieren mütterliche und kindliche Zellen auf molekularer Ebene miteinander. Die Kommunikation ist zielgerichtet.

- Hat sich die Eizelle eingenistet, bietet die Nabelschnur eine neue Möglichkeit zum Kontakt mit der Mutter. Jetzt können sich Mama und Baby auch auf dem Blutweg austauschen. Damit ist die Kommunikation zielgerichtet und konkret partnerorientiert.
- Wächst das Baby heran, entwickelt es Sinnesorgane. Mit ihrer Hilfe kann das Kleine beginnen, die nähere Umgebung zu erkunden, und zielgerichtet, partnerorientiert und indirekt körperlich mit der Mama kommunizieren.
- Wenn das Baby geboren ist, kann es alle seine Sinne einsetzen, um auf einer nicht-sprachlichen Ebene mit seinen Eltern Kontakt aufzunehmen. Man kann die Kommunikation nun als zielgerichtet, partnerorientiert und direkt körperlich bezeichnen.
- Mit dem Erlernen der Sprache ist die höchste Stufe der Kommunikationsfähigkeit erreicht: Die Kommunikation ist zielgerichtet, partnerorientiert, körperlich (direkt oder indirekt) und sprachlich.

Wie sich frühe Erinnerungen zeigen können

Können Sie sich an Ihre Zeit im Mutterleib erinnern? Nein? Damit sind Sie nicht allein, denn wir alle verfügen über keine bewussten Erinnerungen an unsere vorgeburtliche Zeit.

Bewusste Gedächtnisinhalte müssen wir aus dem Großhirn schöpfen, das während unserer vorgeburtlichen Zeit noch nicht ausgereift war. Das Großhirn ist jener Hirnanteil, der sich mit seiner Entwicklung am meisten Zeit lassen kann, denn Denken und bewusste Handlung werden vor und in der ersten Zeit nach der Geburt noch nicht gebraucht. Ganz anders geht es den Organen mit ihren lebensrelevanten Funktionen: Sie müssen ihre Aufgaben übernehmen können, sobald die Nabenschnur durchtrennt ist und teilweise auch davor. Ebenso sämtliche Muskeln und Gewebe, die mit der Erfüllung dieser Funktionen in Zusammenhang stehen. Beispielsweise braucht es, um gut atmen zu können, nicht nur ein hinreichend ausgereiftes Atemzentrum (im Stammhirn), das den Atemimpuls setzt, sondern auch eine ausreichend entwickelte Zwischenrippenmuskulatur sowie Nervenbahnen, die zwischen Atemzentrum und Lungenflügel vermitteln.

Einige Funktionen sind erst nach der Geburt nötig, aber weil sie spätestens zur Geburt perfekt funktionieren müssen, beginnt ihre Entwicklung bereits früh in der Schwangerschaft, und ihr Gebrauch wird schon im Mutterleib fleißig geübt.

Zelluläre Erinnerungen

Alle unsere Zellen, egal welche Aufgabe sie schließlich übernehmen, haben einen gemeinsamen Ursprung. Sie sind aus der ersten embryonalen Zelle, der Zygote, hervorgegangen. Sogar sie trägt bereits epigenetische Erinnerungen aus der Vorzeit von Ei- und Samenzelle in sich (funktionell wirksame Markierungen am genetischen Material) und bringt diese in unser Werden mit ein. Betrachten wir unsere Vergangenheit aus dieser zellorientierter Sicht, geht das Gedächtnis unseres Körpers also weit in die vorgeburtliche Zeit zurück. Wollen wir uns an diese Zeit erinnern, müssen wir folglich unseren Körper befragen.

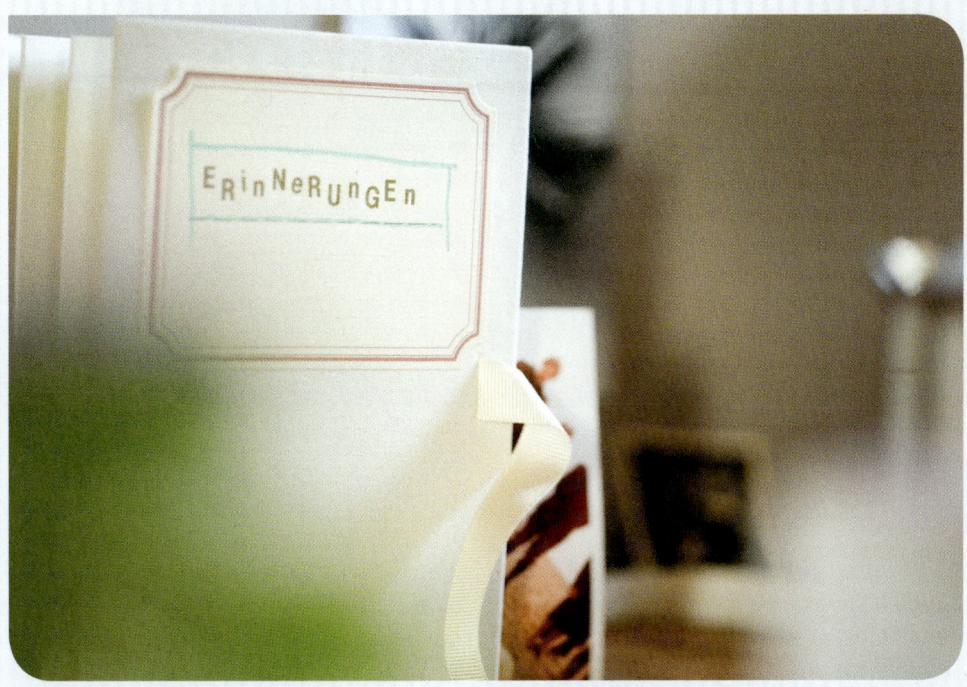

Unser Körper spricht mit uns, aber oft verstehen wir ihn nicht, denn er redet nicht mit Worten, sondern in körperlichen Empfindungen. Häufig achten wir nicht auf seine Botschaften, auch wenn er sich heftig bemerkbar macht. Nein, selbst wenn wir uns krank fühlen, fragen wir viel zu selten, was uns unser Körper vielleicht damit sagen möchte.

So können gesundheitliche Probleme entstehen. Als körperliche Ausdrucksform können sie, wie Bilder, symbolisch für eine Geschichte aus früheren Zeiten stehen. Es liegt an uns, ihre Symbolik zu verstehen und das Anliegen richtig zu deuten. Fühlt Ihr Körper sich verstanden und »gehört«, können auch Schwangerschaftsbeschwerden oder -komplikationen verschwinden.

Für eine Schwangerschaft sind diese Zusammenhänge also von zwei Seiten aus interessant: Einerseits erzählt uns unser Körper über Symptome etwas aus unserer Vergangenheit und andererseits sammeln gleichzeitig auch die Zellen des Babys schon die Notizen für seine körperliche Biografie.

Mamas Bedeutung für das Baby

Gibt es Menschen, in deren Nähe Sie sich besonders wohl fühlen? Und haben Sie schon einmal darüber nachgedacht, woran das liegen könnte?

Möglicherweise haben Sie das Gefühl, dieselbe Sprache zu sprechen, oder dass die Chemie zwischen ihnen einfach stimmt? Biochemische Vorgänge sind die Grundlage für die Entstehung von Leben, und Babys erfolgreiche Entwicklung ist abhängig von ihnen. Für Ihr werdendes Baby ist es also im wahrsten Sinne des Wortes wichtig, dass die Chemie zwischen Ihnen beiden stimmt. Deshalb versucht es, mit Ihnen in Einklang zu kommen und seine Entwicklung, so gut es geht, an Ihnen auszurichten.

Babys passen sich an

Ihr Baby wird »seine« Schwangerschaft umso besser meistern, je besser es sich an die Bedingungen, die Sie ihm bieten, anpassen kann. Zwar haben Sie und Ihr Partner Ihrem Baby Gene mit dem Bau-plan für seine Entwicklung mitgegeben, aber die Natur hat ihm für die verfeinerte Ausgestaltung Freiräume eingeräumt. Warum? Weil die Bedingungen, in die Babys hineingeboren werden, sehr unterschiedlich sein oder sich im Verlauf der Schwangerschaft verändern können. Mit der Fähigkeit, sich an die aktuellen Lebensumstände anzupassen, verbessert das Baby seine Überlebenschancen.

Woher weiß nun ein ungeborenes Baby, woran es sich anpassen soll? Ihr Körper ist die erste Welt, die es kennenlernt. Um sich anpassen zu können, muss es so viel wie möglich über Sie erfahren. Mit allen ihm dafür zur Verfügung stehenden Zellen nimmt es die von Ihnen kommen-den Informationen auf, um Sie und Ihre Umwelt dadurch möglichst gut kennen-zulernen. Sie sind für Ihr Baby also die Botschafterin der Außenwelt. Ihre Signale

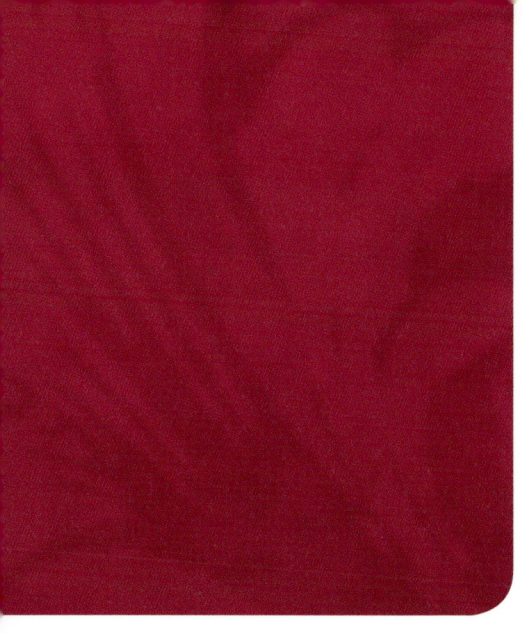

dienen ihm als Orientierung für seine Entwicklung und sind seine ursprüngliche Wissensquelle.

Gute Bedingungen

Seit einigen Jahren mehren sich die Hinweise darauf, dass die Entwicklung eines Babys nicht einfach einem genetischen Programm folgt, sondern viel stärker von äußeren Bedingungen beeinflusst wird als bisher angenommen. Die meisten Erkenntnisse gibt es bislang über die Wirkung von Stress auf die kindliche Entwicklung. Hier sprechen einige Indizien dafür, dass negative Bedingungen während der Schwangerschaft der kindlichen Entwicklung schaden können. Diese Erkenntnis übt auf schwangere Frauen einen mächtigen Druck aus. Zumal es ja kaum möglich ist, stressigen Situationen aus dem Weg zu gehen.

Wenn nun Mamas Stress und Angst Einfluss auf Babys Wohlbefinden haben, bedeutet das nicht gleichzeitig, dass sich Babys Entwicklung auch günstig beeinflussen lassen müsste? Etwa indem ganz bewusst positive Bedingungen geschaffen werden. Schon die Abwesenheit von schädigenden Einflüssen ist etwas Positives, aber sind die Bedingungen damit gleich »gut«? Aus der Bindungstheorie weiß man heute, was Kinder brauchen, damit es ihnen gut geht und sie sich zu starken, sicheren, neugierigen und kompetenten Kindern entwickeln können. Sie bietet daher eine gute Orientierungshilfe für Überlegungen auch zur vorgeburtlichen Entwicklungszeit. Sehen Sie hierzu auch die Tabelle »Erkenntnisse der Bindungsforschung« (Seite 21).

Bindung – Schutz und Geborgenheit

Eine sichere Bindung ist der Grundstein für eine gute Entwicklung. Jeder möchte geliebt werden. Wie wichtig liebevolle Zuwendung für eine Kinderseele ist, wurde erst in den 1950er Jahren von John Bowlby erkannt. Seine Beobachtungen hat er in seiner Bindungstheorie formuliert. Viele Forscher haben sich seitdem mit seinen Ansätzen beschäftigt. Heute ist Bowlbys Bindungstheorie eine der wissenschaftlich am besten fundierten und nützlichsten Theorien der Entwicklungspsychologie. Aus der Bindungsforschung wissen wir, dass ein Kind unbedingt mindestens eine ihm zugewandte, wertschätzende und Halt gebende Person braucht, um sich gut und gesund zu entwickeln. Fehlt diese seelische Nahrung, sind Kinder schnell überfordert. Sie bauen weniger Widerstandskraft gegen Widrigkeiten des Lebens auf, was sich auf ihre spätere seelische und körperliche Gesundheit auswirken kann.

Auch in der Pränatalforschung wurde beobachtet, dass zum Beispiel unerwünschte Kinder öfter mit einem geringeren Geburtsgewicht und gesundheitlich weniger stabil zur Welt kommen als erwünschte Babys. Es liegt nahe zu vermuten, dass die Erkenntnisse, die die Bindungsforschung über die Folgen einer gelingenden oder misslingenden Eltern-Kind-Beziehung herausgefunden hat, auch schon vorgeburtlich Gültigkeit haben könnten.

Welche sind die Erkenntnisse der Bindungsforschung, die uns helfen können, über förderliche oder nicht förderliche Entwicklungsbedingungen während der vorgeburtlichen Zeit zu entscheiden? In der Tabelle rechts finden Sie eine Gegenüberstellung, die dabei helfen kann, diese Frage zu beantworten.

Jetzt schon Bindung fördern!

In welchem Maße wir mit unserer Umwelt in Kontakt treten können, ist nicht nur abhängig von unseren kommunikativen Fähigkeiten, sondern auch vom Geschehen in unserem Körperinneren. Es ist viel schwieriger, mit einem Gegenüber in gutem Kontakt zu bleiben, wenn unser inneres Gleichgewicht aus der Balance geraten ist. Vielleicht kennen Sie das: Sie ärgern sich und spüren eine heftige innere Erregung, die Sie anders reagieren lässt als in einem ausgeglichenen Zustand. Warum ist das so und was ist da aus dem Gleichgewicht geraten?

Eine Frage des Timings

Unser Körper ist immer aktiv beteiligt, wenn wir uns mit unserer Umwelt auseinandersetzen. Die instinktiven Reaktionen unseres Körpers stammen noch aus grauer Vorzeit, als es lebenswichtig war, bei Gefahr sofort mit Angriff oder Flucht zu reagieren. Auch wenn wir heute in einer Umwelt leben, in der ein derartiger körperlicher Einsatz zur Überlebenssicherung nicht mehr erforderlich ist, hat sich an unseren Urinstinkten nichts Wesentliches verändert. Grundsätzlich zeigen wir drei Verhaltensweisen: in angenehmer Atmosphäre das ruhige und kooperative Miteinander, in aggressiver Atmosphäre Angriffs- oder Fluchtverhalten und in Situationen, die als überwältigend empfunden werden, unbewegtes Verharren.

Welche dieser drei Verhaltensweisen wir in einer Situation tatsächlich zeigen, ist abhängig von unserer aktuellen Befind-

Erkenntnisse der Bindungsforschung, die uns helfen können

Erkenntnisse der Bindungstheorie	Übertragung auf die vorgeburtliche Zeit
Das Bindungsbedürfnis ist genetisch angelegt.	Das Bindungsbedürfnis ist schon vorgeburtlich vorhanden.
Dem Bindungsbedürfnis (Suche nach Nähe, Schutz) steht das Erkundungsbedürfnis (Neugier, Entwicklung von Autonomie) gegenüber.	Nähe suchen und Verselbständigung sind schon vorgeburtlich auf zellulärer Ebene beobachtbar. Beide Aspekte sind wichtig: Nähe und Schutz, um das Überleben zu sichern; Verselbständigung, um sich zu einem eigenständig lebensfähigen Neugeborenen entwickeln zu können.
Die Entwicklung der Bindung geht immer vom Kind aus. Das heißt: Die Perspektive des Kindes ist entscheidend.	Die Qualität der Umgebungsbedingungen muss von der Perspektive des Kindes aus bewertet werden.
Wird das Bindungsbedürfnis des Kindes ausreichend befriedigt, lernt es, seine Gefühle und Verhaltensweisen zielgerichtet zu koordinieren.	Werden die Bedürfnisse des Babys schon vorgeburtlich ausreichend berücksichtigt, kann es seine Entwicklung an günstigen Umgebungsbedingungen orientieren.
Eine sichere Bindung kann sich entwickeln, wenn die kindlichen Bedürfnisse von den Bezugspersonen überwiegend und in ausreichendem Maße wahrgenommen, richtig gedeutet, zeitnah und angemessen befriedigt werden.	Vorgeburtlich adäquater Umgang mit den kindlichen Bedürfnissen führt erfahrungsgemäß zu stabileren Schwangerschaften und stabileren Gesundheitszuständen der Babys unmittelbar nach der Geburt.

lichkeit. Wir können in einer ruhigen Situation gereizt reagieren, wenn wir uns nicht wohl fühlen, oder in einer gespannten Atmosphäre cool bleiben, wenn in uns gerade eine positive Stimmung die Oberhand hat. Solange wir uns wohl fühlen, ist unser Körper entspannt und wir können uns in Ruhe und Gelassenheit auf unsere Umgebung einstellen. In diesem Zustand sind wir offen für die Signale unseres Gegenübers.

Fühlen wir uns bedroht, spannt sich unser Körper an und macht uns kampf- oder fluchtbereit. Der Blutdruck steigt, die großen Muskeln werden stärker durchblutet. In diesem Zustand richten wir unsere Sinne nahezu ausschließlich auf potenziell bedrohliche Details, um sofort reagieren zu können. In unserem Inneren fühlt sich die unserem Gegenüber zugewandte Seite nicht mehr offen und weich an, sondern reserviert und fest wie ein Panzer. Stellen wir fest, dass die Aufregung umsonst war, können wir uns wieder entspannen und die innere Festigkeit abbauen.

Alle drei Verhaltensweisen gehen mit inneren Gefühlszuständen einher und spiegeln sich auch auf der körperlichen Ebene wider. In einer ruhigen und gelassenen Verfassung sind Körper und Seele offen für Austausch. Unter bedrohlich wirkenden Bedingungen versuchen Seele und Körper, sich zu wehren, und in einer aussichtslos wirkenden Situation geben sie auf, kommunizieren und wehren sich nicht mehr. Ein solcher Zustand ist auf Dauer gesundheitsschädlich und kann zu seelischer und körperlicher Erkrankung führen.

Es ist gut, diese Zusammenhänge zu kennen, denn Babys und Kinder sind sehr empfindlich gegen Einflüsse von außen. Schon ganz harmlos anmutende Umstände können von ihnen als bedrohlich empfunden werden. Am Beginn des Lebens ist alles neu und unbekannt, deshalb brauchen schon Ungeborene Mamas Schutz und Geborgenheit so nötig wie Nahrung und Sauerstoff. Ohne Mamas einhüllende Ruhe und Gelassenheit können sie ihren inneren Erregungszustand nicht regulieren.

Babys reagieren anders auf Stress

Vor und nach der Geburt braucht ein Baby also den Schutz und die Geborgenheit von Mama und Papa, da es sich bei gefühlter Bedrohung nicht selbst durch Flucht oder Kampf in Sicherheit bringen kann. Weil sein Gehirn noch nicht ausreichend entwickelt und das Nervensystem noch nicht ausgereift ist, ist es nicht in der Lage, wie ein Erwachsener Aufregungen durch bewusstes Denken und Fühlen zu begegnen. Deshalb schlagen sich Angst und Stress vor der Geburt und im Säuglingsalter in erster Linie auf der körperlichen Ebene nieder.

Um das zu vermeiden, braucht Ihr ungeborenes Kind Ihr verständnisvolles Einfühlen in seinen inneren Zustand. So beruhigen Sie über Ihr eigenes Nervensystem das Nervensystem Ihres Babys. Bekommt es diese Unterstützung nicht, bleibt sein Organismus diesem Erregungszustand hilflos ausgeliefert. Infolgedessen läuft Babys Organismus auf Hochtouren und verbraucht mehr Energie als notwendig. Energie, die Ihr Baby eigentlich für sein Wachsen und Gedeihen bräuchte. Solche Verbindungsprobleme können daher seine Entwicklung ungünstig beeinflussen und im späteren Leben zu physiologischen Fehlfunktionen oder Krankheiten führen.

Vor Folgen schützen

Frühe Verbindungsstörungen zwischen Mama und Baby können sich später in

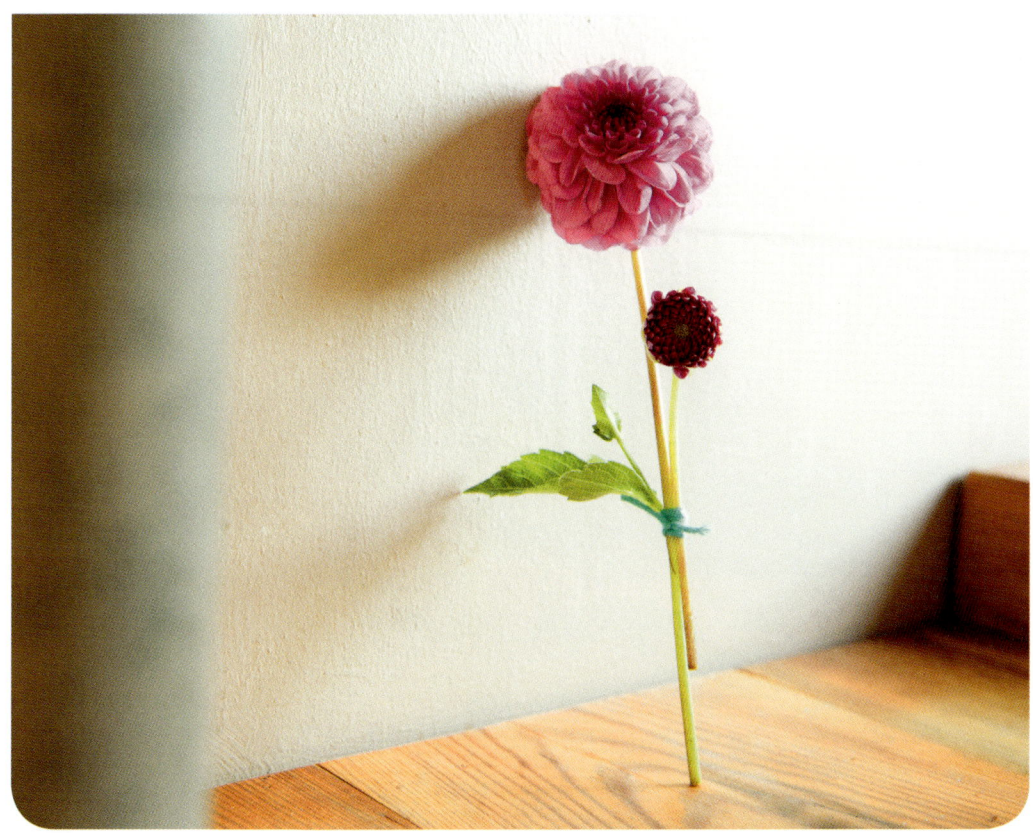

ganz unterschiedlichen Bereichen und auf ganz verschiedenen Ebenen zeigen. Weil das Baby seinen Organismus während der Schwangerschaft erst entwickelt und ausbildet, hängt die Konsequenz einer Störung sowohl von der Intensität, als auch dem einwirkenden Zeitpunkt ab. Für jedes Organ und Organsystem gibt es Zeitpunkte während der Entwicklung, die störungsanfälliger sind als frühere oder spätere Entwicklungsphasen. Solche Auswirkungen können sich später im Leben zum Beispiel als psychosomatische Symptome zeigen.

Dieses Buch soll dazu beitragen, durch einen bunten Strauß von Anregungen für Auszeiten, Rituale und Begegnungen mit Ihrem Kind der Entstehung solcher Verbindungsstörungen schon in ihren Ansätzen entgegenzuwirken. Genießen Sie deshalb die besondere Zeit der Schwangerschaft und lernen Sie Ihr Kind jetzt schon kennen. Auch wenn es Ihnen noch wie eine Ewigkeit erscheint, bis Ihr Kleines auf die Welt kommt, werden Sie bald schon wehmütig zurückblicken und feststellen, wie schnell doch diese kostbare Zeit vergangen ist.

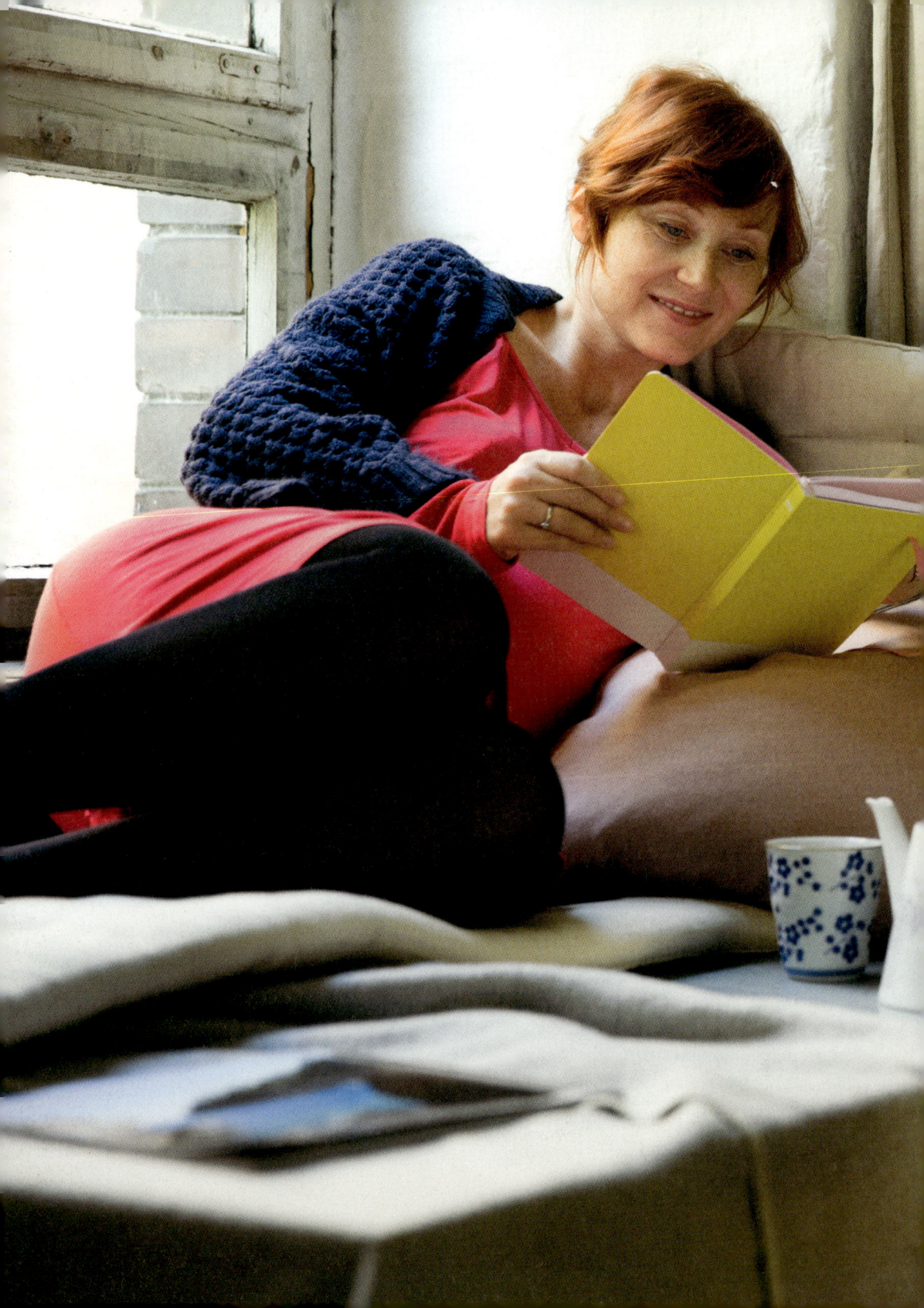

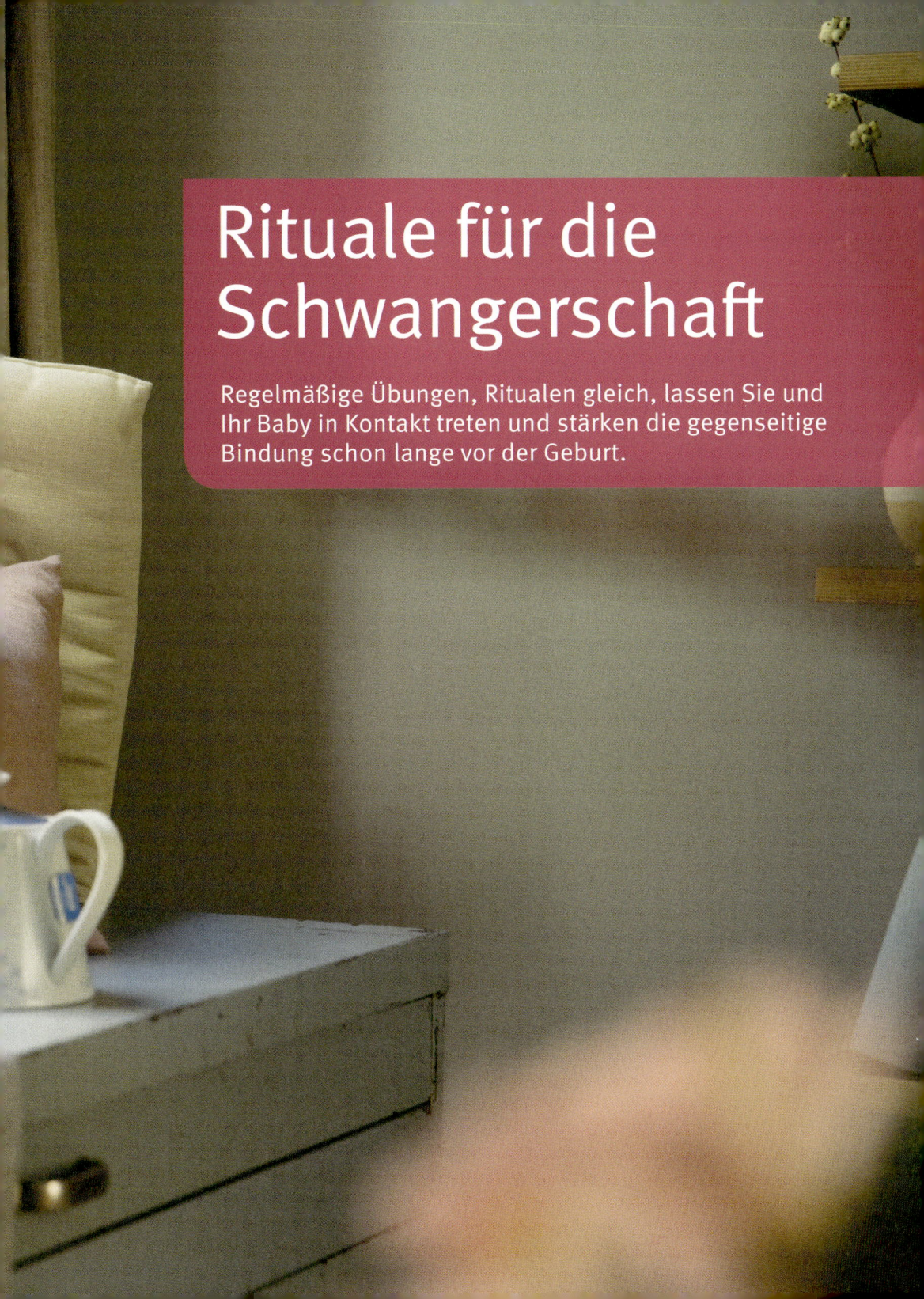

Rituale für die Schwangerschaft

Regelmäßige Übungen, Ritualen gleich, lassen Sie und Ihr Baby in Kontakt treten und stärken die gegenseitige Bindung schon lange vor der Geburt.

Die Reise beginnt: Schwanger werden

Kurze Übungen, die Sie wie kleine Rituale im Alltag integrieren, können Sie bei der Empfängnis unterstützen und den allerersten Weg Ihres Kindes bereiten.

Die Wahl der Miss Eizelle

Es ist nicht irgendeine Eizelle, die während des Menstruationszyklus freigesetzt wird, sondern die »Königin« des Monats. Sie hat bereits viele Prüfungen erfolgreich bestanden und sich am Ende als Beste ihrer Kolleginnen hervorgetan. Alle Eizellen, die heute in Ihrem Eierstock warten, begannen ihre Existenz schon, als Sie selbst noch ein winziger Embryo im Bauch Ihrer eigenen Mutter waren. Und wenn Sie ein Mädchen erwarten, trägt auch dieses Kind schon die Vorläufer-Eizellen Ihrer Enkel in sich. Im siebten Schwangerschaftsmonat sind es schon ca. 7 Millionen!

Natürlich gibt es auf diesem langen Weg auch eine Menge Verluste, denn nicht alle Eizellen bleiben im Rennen. Bis zum Eintritt in die Pubertät sind von der ehemals großen Zahl noch gerade einmal 400.000 übrig geblieben. Zum Glück mehr als genug, wenn man bedenkt, dass während der fruchtbaren Lebenszeit einer Frau nur ungefähr 450 Eizellen bis zum Eisprung gelangen.

Jeden Monat gibt es eine Miss-Eizell-Wahl und üblicherweise gewinnt nur eine – sollte es doch zwei Siegerinnen geben, entstehen daraus nach der Befruchtung zweieiige Zwillinge. Den Startschuss für die Vorbereitungen geben Hormone aus Ihrem Gehirn. Diese Hormone teilen den Eierstöcken mit, dass es wieder an der Zeit ist, einige Eizellen in den Wettbewerb zu schicken. Gewinnerin wird jene Eizelle, die die hormonellen Informationen am besten auswerten und umsetzen kann. Für sie bereiten die Eierstockzellen ein Bad aus Follikelflüssigkeit vor, um ihr in der Mitte Ihres

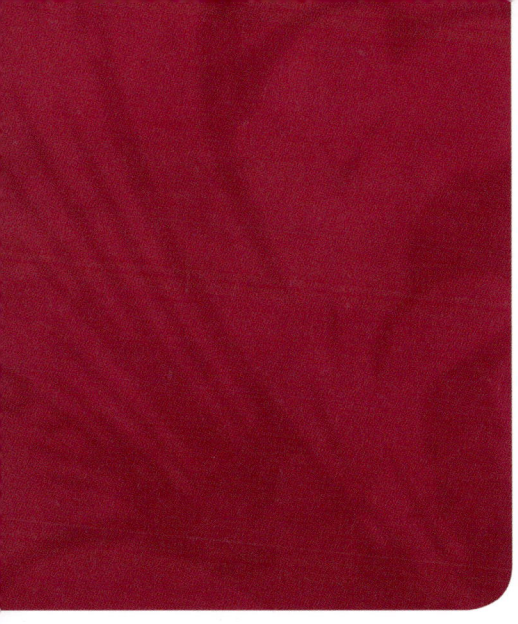

Menstruationszyklus, beim Eisprung, die Freisetzung aus dem Eierstock zu erleichtern. Gleichzeitig erfährt Ihr Eileiter über Lockstoffe, die in der Flüssigkeit enthalten sind, wo er die kleine Eizelle in Empfang nehmen kann. Die Eizelle ist dabei nicht allein unterwegs. Zellen aus Ihrem Eierstock umgeben sie auf ihrer Reise durch den Eileiter in Richtung Gebärmutter und sorgen für ihren Schutz und ihre Ernährung.

Beste Startbedingungen für die Eizellen:

- Sie wünschen sich, schwanger zu werden? Dann stellen Sie sich vor, zwischen Ihrem Gehirn, Ihren Eierstöcken und Ihrer Gebärmutter besteht ein »heißer Draht«. Über ihn können sich alle Beteiligten wunderbar und erfolgreich austauschen.
- Warten Sie nicht mit Ihren guten Gedanken, bis ein Schwangerschaftstest oder der Arzt Ihnen mitteilt, dass Sie schwanger sind. Ihre Energie können Sie schon jetzt bestens einsetzen: Noch während Ihrer – vielleicht vorerst letzten? – Monatsblutung beginnt die Miss-Eizell-Wahl. Vielleicht haben Sie Lust sich vorzustellen, wie Sie als Coach die Bewerberinnen dabei unterstützen, ihre Bestform zu erreichen.
- Als Coach nehmen Sie sich Zeit und sind offen für die Anliegen Ihrer Schützlinge: Gönnen Sie sich Pausen und stellen Sie sich vor, wie Eierstock- und Eizellen miteinander kommunizieren und an ihren Aufgaben reifen.
- Wenn bisher keine Schwangerschaft eintreten wollte und Sie sich für eine Kinderwunschbehandlung entschieden haben, ist die feine hormonelle Abstimmung, wie sie normalerweise bei der Miss-Eizell-Wahl zwischen Hirnanhangsdrüse, den Eierstöcken und den Eizellen stattfindet, nicht gleichermaßen möglich. Vielmehr ist die Hormonbehandlung für Ihre Eierstöcke ein Kraftakt. Als machtvolles Instrument können Sie jedoch Ihre seelische Kraft nutzen, um die Prozesse in Ihrem Körper positiv zu beeinflussen. Stellen Sie sich dazu vor, dass Ihre Eierstöcke auf die hormonelle Unterstützung gut reagieren und alles dafür tun, um die Eizellen bei ihrer Reifung zu unterstützen. So können Sie die biologischen Vorgänge in Ihren Eierstöcken auch während der Behandlungszeit mit Ihren Gedanken liebevoll begleiten.

Vom Eisprung zur Befruchtung

Ein Eisprung ist wie eine kleine Geburt: In der Follikelflüssigkeit wartet die kleine Eizelle auf das Platzen ihres Fruchtbläschens. Hormone in Ihrem Körper bestimmen den Zeitpunkt. Wussten Sie, dass der Trichter des Eileiters mit seinen fransigen Fortsätzen im Rhythmus des mütterlichen Herzschlags immer wieder an der Stelle über die Oberfläche des Eierstocks streicht, wo der Eisprung stattfinden wird? Mit seinen Ärmchen wird er die Eizelle dann behutsam auffangen. Und auch die Flimmerhärchen auf der Innenseite des Eileiters bewegen sich wellenartig in Richtung Gebärmutter und tragen die kleine Eizelle vorwärts.

Ihr Eierstock hat seine Aufgabe damit noch nicht erfüllt: Das Loch an seiner Oberfläche heilt schnell und verwandelt sich in den Progesteron-produzierenden Gelbkörper. Über dieses Hormon teilt Ihr Eierstock der Gebärmutter mit, dass sich die Eizelle nähert. Die Gebärmutter baut daraufhin ihre Schleimhaut so um, dass das Ei – wenn es befruchtet wird – beste Bedingungen zum Einnisten vorfindet.

Indessen schwimmen die Spermien der Eizelle entgegen. In kleine Gruppen aufgeteilt arbeiten sie sich gemeinschaftlich vorwärts. Ihr Körper hält manche Hürde für die Schwimmer bereit, nur die besten werden am Ziel eintreffen. Die Gruppe, die die Eizelle schließlich erreicht, erwartet eine letzte Aufgabe, aus der nur ein Sieger hervorgehen wird: Noch bilden tausende Nährzellen um die Eizelle eine undurchdringbare Hülle. Doch die Spermien können diese Hülle mit Hilfe von Enzymen auflösen. Sobald ein Spermium den Weg in die Eizelle gefunden hat, macht die Eizelle dicht und kein weiterer Bewerber wird hineingelassen. So wird gesichert, dass genau ein Satz väterlicher Erbinformation zu der mütterlichen gelangt.

Im Inneren der Eizelle wird nun die Vereinigung der Erbanlagen vorbereitet. Die Eizelle enthält für diesen aufwändigen Vorgang Nährstoffe und bestimmte Eiweiße. Vom Papa kommt ein ganz wichtiger Beitrag: Neben seinen Erbanlagen steuert er das Zentrosom bei. Das ist eine zelluläre Struktur, die bei jeder Zellteilung benötigt wird. Ohne das Zentrosom würde es trotz Befruchtung kein Wachstum geben. Alle Zentrosomen im Organismus eines Menschen stammen von diesem ersten ab.

Auch wenn die Erbinformationen von Spermium und Eizelle sich bereits vereinigt haben, ist die erste Zelle Ihres Babys noch nicht entstanden. Weil die Gene des Babys einzigartig sein sollen, tauschen die Chromosomen Teile ihrer Gene untereinander aus und schaffen so neue Variationen der elterlichen Erbinformation. Nun ist die genetische Ausstattung Ihres Babys in dieser ersten Zelle festgelegt. Sie teilt sich in zwei identische Tochterzellen und in 72 Stunden werden es schon acht Zellen sein.

Liebevolle Reisebegleitung:

- Wollen Sie den Prozess des Eisprungs von Herzen begleiten? Dann stellen Sie sich vor, wie Ihr Eileiter sich darauf einrichtet, die Eizelle in Empfang zu nehmen. Der Eileiter schwingt leicht im Rhythmus Ihres Herzens über die Stelle, an der das Ei springen wird (Sie finden dazu einen kurzen Film der BBC auf YouTube, mit dem Titel »Human ovulation captured on video«.) Nutzen Sie diese Grundübung und schicken Sie Ihre liebvollen Gedanken zum Ort des spannenden Geschehens.
- Noch liegt keine Schwangerschaft vor, aber Ihre Eizelle hat sich vielleicht bereits auf dem Weg gemacht. Stellen Sie sich vor, wie Ihr Eileiter in zarten Wellenbewegungen die Eizelle wie in einer Sänfte vorwärts trägt.
- Wenn Sie sich von ganzem Herzen ein Baby wünschen und Ihren Zyklus gut kennen, dann werden Sie sich vielleicht bei dem Gedanken ertappen, unbedingt in den nächsten 24 Stunden Sex mit Ihrem Partner haben zu müssen, weil der Eisprungkalender dies vorgibt. Kinder wünschen sich jedoch, in Liebe empfangen zu werden. Wenn Sie Ihrem Kind dieses Gefühl mit auf den Weg geben möchten, dann schauen Sie nicht auf den Kalender, sondern machen Sie wirklich Liebe mit Ihrem Partner und genießen Sie die Zeit der Zärtlichkeit und der innigen Zweisamkeit!

- Vielleicht wurde Ihre Einladung erhört und ein kleiner Embryo ist nun auf dem Weg zu Ihrer Gebärmutter. Nutzen Sie diese Zeit des Wartens für die Vorbereitung seines ersten Zuhauses: Stellen Sie sich vor, wie Ihre Gebärmutter sich darauf freut, den kleinen Keimling mit offenen Armen zu empfangen. Sie richtet alles schön her und sorgt dafür, dass es dem Kleinen an nichts fehlt, wenn es in sein erstes Zuhause einzieht. Lassen Sie Ihrer Phantasie ruhig freien Lauf!
- Babys, die ihr Werden einer Kinderwunschbehandlung verdanken, fehlt während der Zeit vom Eisprung bis zur Befruchtung und zum Einsetzen in die Gebärmutter die körperliche und damit auch soziale Nähe der Mama. Doch so technisch die assistierte Befruchtung auch sein mag, Sie haben die Möglichkeit, dieser Prozedur Seele einzuhauchen, indem Sie Ihr Eizell-Baby während dieser Zeit in Gedanken liebevoll begleiten. Auch wenn es vielleicht zu diesem Zeitpunkt in Ihren Augen noch kein kleiner Mensch ist, vielleicht kann er es schon in Ihrem Herzen sein.
- Nicht alle Kleinen machen sich auf den Weg, um ihn zu Ende zu gehen. Eltern zu sein bedeutet, dem Kind zu jedem Zeitpunkt Liebe und Geborgenheit anzubieten, aber auch, ihm den Raum zu geben, seine eigene Lebensaufgabe, die uns als Eltern unbekannt ist, zu erfüllen. Dieser Gedanke kann helfen, wenn Ihr Wunsch dieses Mal nicht in Erfüllung gehen sollte.

Willkommen im ersten Zuhause

In den ersten Wochen seines Lebens trägt Ihr Baby noch keine menschlichen Züge, trotzdem ist es schon vollkommen. Es hat mit seiner Entwicklung begonnen und wird sie ab jetzt immer weiter fortsetzen. Auch wenn Sie nichts davon mitbekommen, schützen und begleiten Sie Ihr Baby rund um die Uhr: Zellen, die ursprünglich von Ihrem Eierstock stammen, bilden eine feste, schützende Hülle um die ersten Zellen Ihres Babys, die Zona pellucida. Sie verhindert, dass der frühe Embryo an Größe zunimmt, obwohl seine Zellen sich fortlaufend teilen. Das ist sinnvoll, denn solange die Gebärmutterhöhle nicht erreicht ist, wäre eine Größenzunahme für das Baby gefährlich: Es könnte im Eileiter stecken bleiben und eine Eileiterschwangerschaft verursachen. Die Hülle bewahrt es daher davor, sich zu früh einzunisten.

In die Gebärmutterhöhle hineinzukommen, ist gar nicht so einfach, denn der Übergang vom Eileiter zur Gebärmutter wird durch eine Engstelle erschwert. Die befruchtete Eizelle muss sich hier regelrecht hindurchquetschen und Ihr Körper hilft ihrem Kind dabei: Das Gelbkörperhormon, das vom Eierstock produziert wird, lockert den Ringmuskel um die Engstelle, damit das Ei passieren kann. Dieser Vorgang erinnert fast an eine kleine Geburt: Auch hier gibt es ein Hindernis, das am besten in guter Zusammenarbeit gemeistert werden kann.

Die nächste kleine Geburt lässt nicht lange auf sich warten: Bevor sich das Baby in der Gebärmutterschleimhaut einnisten kann, muss es sich aus seiner Schutzhülle befreien. Dazu muss es sich zuerst eine neue, eigene Umhüllung schaffen. Unter dem Einfluss der Zona pellucida festigen die innen anliegenden, kindlichen Zellen ihren Kontakt zueinander und bilden so eine eigene Hülle. Im Inneren bildet sich eine kleine Höhle mit einer Ansammlung von Zellen an einer Seite der Innenwand. In diesem Stadium ist das frühe Baby so weit, den schützenden Mantel, den es vom Eierstock mitbekommen hatte, zu verlassen, um sich ein schönes Plätzchen in Ihrer Gebärmutter zu suchen. Dieser Vorgang des Schlüpfens wird Hatching genannt.

Die verschiedenen Zellarten, die bis dahin entstanden sind, haben ganz spezifische Aufgaben: Während aus der Zellansammlung an der einen Seite der Höhlenwand die Ausgangszellen für den kindlichen Körper wachsen werden, entstehen aus den äußeren Hüllenzellen der spätere Mutterkuchen und die Eihäute. Über diese Gewebe wird das Baby später mit seiner Mama in eine enge Verbindung treten.

Klopf-klopf! Der erste körperliche Kontakt zwischen Ihnen und Ihrem Baby findet auf zellulärer Ebene statt. Mit kleinen Fingerchen (Mikrovilli) an der Außenseite seiner Hüllenzellen nimmt es Kontakt auf mit den Gebärmutterwandzellen. Über

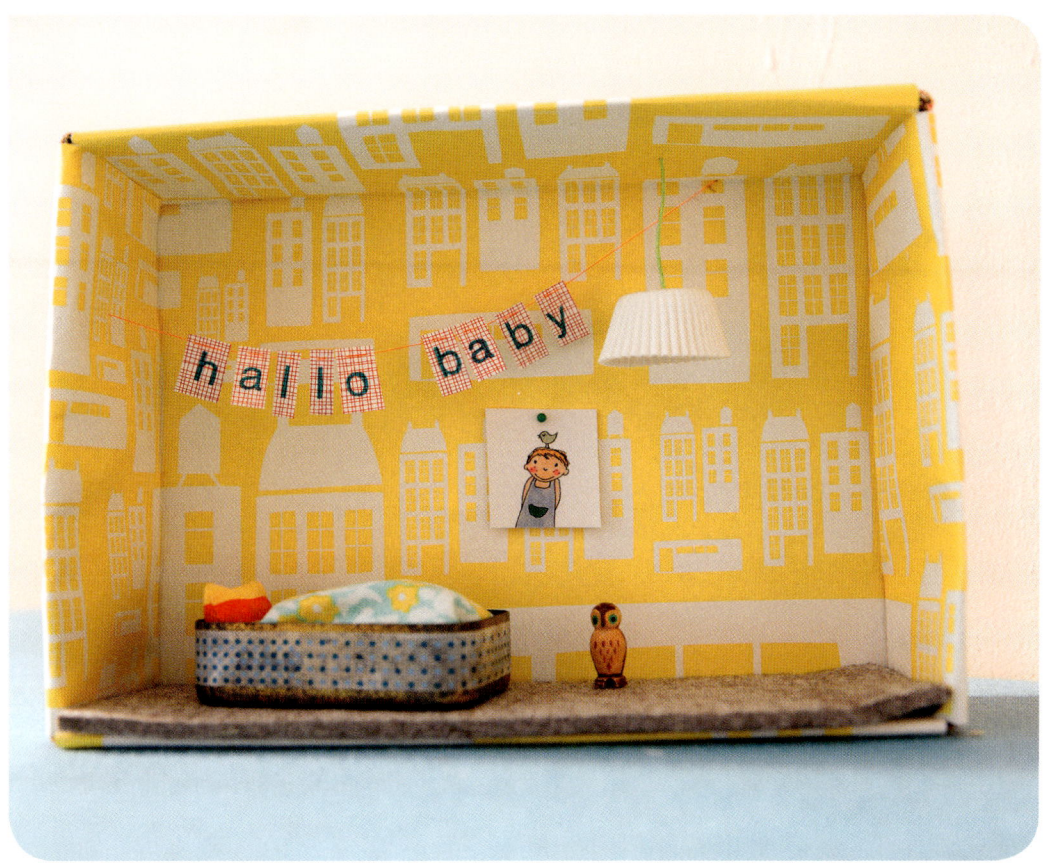

diesen Zell-zu-Zell-Kontakt teilt es mit, dass es angekommen ist und nun um einen Platz bittet, um darin wachsen und gedeihen zu können. Schön, wenn das neue Zuhause bereits auf Babys Eintreffen vorbereitet wurde und es willkommen geheißen werden kann.

Mach's Dir bequem, Baby! Entspannen Sie sich und lassen Sie Ihren Atem zu Ihrer Gebärmutter fließen. Sie können sich vorstellen, wie Sie die Türe an der Engstelle zwischen Eileiter und Ge-

bärmutter weit öffnen und Ihr Baby einladen, in Ihre Gebärmutter hereinzugleiten. Während Ihre liebevollen Gedanken es begleiten, können Sie gelassen beobachten, wie es seinen ersten selbständigen Schritt macht und aus der Hülle schlüpft. Sie decken derweil den Tisch mit Köstlichkeiten, bereiten ihrem Kleinen einen Platz zum Sitzen und zum Schlafen, gestalten seinen Raum gemütlich und sind bereit, Ihr Baby aufzunehmen wie ein sicherer Hafen, in den es einlaufen kann, wann immer es möchte.

Endlich: Schwanger!

Sie wünschen sich, dass sich Ihr Baby schon in seinen ersten Schwangerschaftswochen wohlfühlt? Dann heißen Sie es doch willkommen und bereiten Sie ihm ein gemütliches Zuhause.

Herzliche Gefühle

Sicher haben Sie selbst schon einmal an sich beobachtet, dass bei positiven Gefühlen wie Wertschätzung, Zufriedenheit oder Dankbarkeit, Ihr Herz ruhig, kräftig und in einem geordneten Rhythmus schlägt. Und auch Ihr Atem beeinflusst den Herzschlag. Während des Einatmens schlägt das Herz schneller und der Körper wird vermehrt mit sauerstoffreichem Blut versorgt. Beim Ausatmen hingegen verlangsamt sich der Herzschlag wieder und das Herz kann sich etwas erholen. Positive Gefühle und eine regelmäßige Atmung sorgen also für einen ausgeglichenen, effektiven und ruhigen Herzschlag.

Stress, Ärger oder Angst hingegen beschleunigen den Puls, die Abstände zwischen den einzelnen Schlägen werden unregelmäßiger und auch die Atmung ist schneller und flacher. Der Körper verbraucht vermehrt Energie und arbeitet weniger effizient. Weniger Stress bedeutet darum auch immer mehr Energie, die für Sie – und in der Schwangerschaft auch für Ihr ungeborenes Baby – zur Verfügung steht.

Zwischen Herz und Gehirn besteht eine Verbindung, die dafür sorgt, dass Gefühle und Herzaktivität eng aneinander gekoppelt sind. Diese Verbindung entsteht bei Ihrem Baby bereits in der 5. Woche nach der Befruchtung, wenn frühe Nervenzellen aus dem Bereich des embryonalen Stammhirnes zum Herzen wandern, um sich dort zu Nervenfasern zu entwickeln. Das Atemzentrum entwickelt sich in derselben Hirnregion, aus der die Nervenfasern entspringen, die Herz und Gehirn miteinander verbinden. Atemzentrum, Herz und Nervenverbindung bilden also

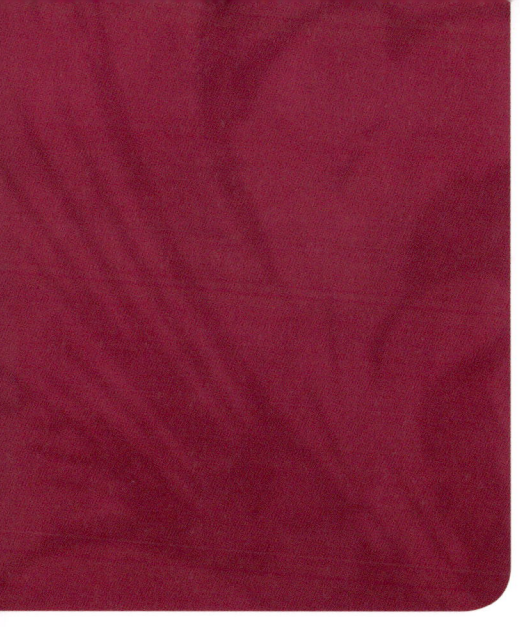

schon früh in der Embryonalentwicklung eine funktionelle Einheit.

Mit der folgenden Übung können Sie sich und ihr Baby in einen harmonischen und ruhigen Zustand versetzen. Über die ruhige und tiefe Atmung beeinflussen Sie sowohl Ihre Herzaktivität als auch Ihr Nervensystem positiv, und sogar die Hormonproduktion und Ihr Immunsystem profitieren von dieser Übung. Ideal für Sie und Ihr Baby sind 4–8 langsame, tiefe Atemzügen pro Minute. Wenn es für Sie schwierig ist, so langsam zu atmen, ist das auch nicht schlimm. Atmen Sie einfach so ruhig und entspannt wie möglich tief in Ihren Bauchraum.

Basisübung für positive Energie
Machen Sie es sich irgendwo gemütlich und bequem. Sie können dabei sitzen

oder liegen, ganz wie es Ihnen angenehm ist. Wenn Sie möchten, schließen Sie Ihre Augen und richten Sie Ihre Aufmerksamkeit nach innen, auf den Bereich Ihres Herzens. Vielleicht können Sie Ihren Herzschlag wahrnehmen und beobachten, wie sich sein Rhythmus mit dem Atemfluss verändert. Nehmen Sie sich für Ihre Beobachtungen ruhig ein paar Atemzüge lang Zeit. Es ist gut möglich, dass sich die Herzaktivität währenddessen beruhigt und etwas verlangsamt. Nun stellen Sie sich vor, dass Sie durch Ihr Herz atmen. Beobachten Sie, wie Ihr Atem langsam in Ihr Herz hineinfließt und langsam und gelassen wieder herausströmt. Vielleicht haben Sie Lust, Ihrem Herzen dabei freundliche und liebevolle Gedanken zu schicken. Sie brauchen nichts zu tun, alles geschieht ganz von alleine. Seien Sie einfach dabei und lassen Sie zu, dass sich ein Gefühl von Freundlichkeit und Hingabe in Ihnen ausbreitet. Geben Sie Ihrem Herzen Raum, erlauben Sie ihm, sich auszudehnen, sich zu weiten. Spüren Sie, wie Sie mit jedem Atemzug Ihrem Herzen neue Energie zuführen. Mehr und mehr positive Energie reichert sich in Ihrem Herzen an, bis es so voll ist, dass es diese Energie über die Grenzen Ihres Körpers hinweg nach außen strahlt.

Gefällt Ihnen dieser Gedanke? Dann schicken Sie diese Energie doch ganz gezielt einem Menschen, den Sie lieben. Ist es nicht schön, sich vorzustellen, dass Ihre Energie auch auf ihn überschwappt?

Hallo, Baby!

Babys, die schon während der Schwangerschaft Liebe und Zuwendung erhalten haben, verhalten sich nach der Geburt anders als Babys, die Stress und Belastungen ausgesetzt waren: Sie sind ausgeglichener, neugieriger, wacher, schreien seltener, lassen sich leichter beruhigen und können ihre Bedürfnisse deutlicher äußern. Offenbar brauchen gestresste Babys ihre Kräfte im Mutterleib, um negative Bedingungen zu bewältigen, während geliebte Babys diese Kräfte in ihre Entwicklung investieren können.

Sie lieben Ihr Baby? Natürlich. Aber haben Sie sich schon einmal Gedanken darüber gemacht, ob es das auch spürt, schon während der Schwangerschaft? Was tun Sie, wenn Sie einem Menschen das Gefühl vermitteln wollen, dass Sie ihn mögen? Sie lassen Ihr Herz sprechen.

Schon unsere Sprache offenbart die in jeder Hinsicht »sinnliche« Bedeutung des Herzens für den Menschen: Wir geben »von Herzen« und »öffnen unser Herz«, wenn wir bereit sind, Liebe zu empfangen. Aber auch unsere Wahrnehmung wird durch das Herz geschärft. Dies lässt sich sogar schon bei Ungeborenen zeigen: In einer Studie sollte geprüft werden, ob Ungeborene zwischen Vertrautem und Fremdem unterscheiden können. Dazu bat man werdende Mütter, aus der Geschichte Bambi eine Sequenz von zwei Minuten Dauer auf Band zu spre-

chen. Bevor man den Babys die Aufnahmen vorspielte, wurden die Bänder so bearbeitet, dass sie sich nicht merklich in ihrer Lautstärke und Intensität unterschieden; diese Faktoren sollten die Messung nicht beeinflussen. Die Babys bekamen die Geschichte jeweils zweimal zu hören. Einmal gelesen von der Mamastimme und einmal von der Stimme einer anderen Mutter. Anhand der Messungen ihrer Herzaktivität während des Anhörens wurden die Babys in zwei Gruppen unterteilt, in Babys mit höherer vagalen Aktivität und Babys mit niedrigerer parasympathischen Aktivität. Dabei zeigte sich dann, dass die Babys nur dann zwischen der Stimme der Mama und der Stimme der Fremden unterscheiden konnten, wenn ihr Herz in einem Rhythmus schlug, der gerade stärker vom Vagusnerv kontrolliert wurde. Der Vagusnerv ist das Bindeglied zwischen Gehirn und Herz, und daher spiegelt sich im Herzschlag des Babys die Funktion seines Nervensystems wider. Anhand der Veränderung der Frequenz des Herzschlags über den Verlauf der Schwangerschaft kann man deshalb auch die Reifung des autonomen Nervensystems beobachten.

Die Herzfrequenz Ihres Kindes verändert sich während der Schwangerschaft:

- 6. Schwangerschaftswoche: etwa 100 Schläge/Minute
- 7. Schwangerschaftswoche: etwa 120 Schläge/Minute
- 7. Monat: etwa 140 Schläge/Minute
- Geburt: etwa 135 Schläge/Minute

Ungeborene, denen diese Anpassung des Herzschlags gut gelingt, weisen ein gut ausgereiftes Nervensystem auf. Und es scheint, dass Stress und Ängste der Mutter diese Reifung stören und zur Folge haben können, dass Babys später Probleme in Situationen haben, in denen sie sich anpassen müssen. Es fällt ihnen schwerer, mit Veränderungen klarzukommen und in neuen Situationen gelassen zu bleiben.

Wenn Sie die Entwicklung Ihres Babys unterstützen möchten und die Anpassungsbereitschaft Ihres Kindes stärken wollen, suchen Sie bewusst den Kontakt zu Ihrem Baby. Vor allem in einem stressigen Alltag, der wenig Auszeiten und bewusste Auseinandersetzung mit der Schwangerschaft bietet, sollten Sie regelmäßigen den ersten Schritt hin zu Ihrem Baby tun. Mit einem geöffneten Herzen wird Ihnen dies leicht gelingen, und die folgende Übung kann Sie dabei unterstützen.

Ein Date mit Ihrem Kind Suchen Sie sich einen ruhigen Ort, an dem Sie ungestört sind. Machen Sie es sich bequem. Sie können sitzen oder liegen, ganz so wie es angenehm für Sie ist. Natürlich dürfen Sie auch den Papa einladen, diese Übung gemeinsam mit Ihnen zu machen, denn auch er kann über seine Stimme bereits in der Schwangerschaft in Kontakt mit seinem Kind treten.

Gönnen Sie sich ein paar Atemzüge, um anzukommen. Beobachten Sie, wie Ihr Atem langsam und in seinem eigenen Tempo durch Ihre Nase in Ihren Brust- und Bauchraum hinein- und wieder herausströmt. Stellen Sie sich vor, wie Ihr Atem hin zur Gebärmutter und um sie herumfließt. Schicken Sie mit Ihrem Atem auch Ihre liebevolle Energie zu Ihrer Gebärmutter und dem Baby. Stellen Sie sich nun vor, wie Sie und Ihr Baby einander begegnen. Auch wenn es noch nicht fertig entwickelt ist, trägt es bereits jetzt sein ganzes menschliches Potenzial in sich. Sprechen Sie in Gedanken, oder auch laut, wenn sie das möchten, mit Ihrem Baby. Mit jeder seiner Zellen nimmt Ihr Baby Ihre Worte und Signale wahr. Sagen Sie ihm die Dinge, die Sie ihm gerne sagen möchten, und öffnen Sie Ihr eigenes Herz für seine Antworten. Genießen Sie die gemeinsame Zeit, solange Sie es sich richtig anfühlt. Bevor Sie die Übung beenden, verabschieden Sie sich von Ihrem Baby für heute und verabreden Sie sich für das nächste Mal.

Aus der Bewegung in die Bewegung

Bereits in der vierten Schwanger-schaftswoche werden die Grundlagen für körperliche Geschicklichkeit und gute motorische Koordinationsfähigkeit gelegt, da in dieser Zeit die Entwicklung des Gleichgewichtsorgans im Innenohr beginnt. Es ist von zentraler Bedeutung, denn für planvolle und zielgerichtete Be-wegungsabläufe ist es erforderlich, dass wir wahrnehmen können, in welcher Position sich unser Körper – oder Teile von ihm – in Bezug zum umgebenden Raum befindet.

Das Gleichgewichtsorgan nutzt hierzu die Schwerkraft und Beschleunigungs-reize. Um später einschätzen zu kön-nen, in welche Richtung die Bewegung gehen soll und welche Haltungs- oder Positionsanpassungen dazu nötig sind, verarbeitet das Gleichgewichtsorgan Ihres Babys zudem Informationen aus an-deren Sinnesquellen, wie den Rezeptoren in Sehnen, Muskeln und Gelenken, aber auch der Ohren, Augen und natürlich der Haut.

Nur wenn alle Strukturen, die für die motorische Geschicklichkeit gebraucht werden, fein aufeinander abgestimmt reifen, kann ein Baby sein volles Poten-zial entfalten. Hierzu ist es also wichtig, dass sich die Sinnesorgane, die weiterlei-tenden und verarbeitenden Strukturen (Nervensystem) und die ausführenden Strukturen (Knochen, Muskeln, Sehnen, Bänder, Gelenke) optimal entwickeln.

Move it, baby!
- Babys lieben es, spazieren zu gehen oder getragen zu werden. Jeder Schritt von Ihnen bringt Bewegung in das Leben Ihres Babys, denn dabei spürt es die Rechts-Links-Bewegungen.
- Sie tanzen gerne? Großartig! Auch Babys haben Freude daran. Suchen Sie sich babyfreundliche Musik, also nicht zu hart oder hektisch, lieber melo-disch. Und dann bringen Sie tanzend Schwung in Babys Leben (es spürt die Beschleunigung, Verlangsamung und jeden Richtungswechsel).
- Auch bei einer genussvollen Pause im Schaukelstuhl können Sie Babys Bedürfnis nach Bewegungsimpulsen befriedigen. Täglich eine Viertelstunde reicht schon, um es die entspannend gleichförmigen Vorwärts- und Rück-wärtsbewegungen spüren zu lassen. Und auch für Sie ist dies natürlich eine wunderschöne Auszeit!
- Auch wenn Ihr Baby vielleicht noch nicht mit seinen Ohren hören kann, kann es über seine Körperoberfläche Vibrationsreize aufnehmen. Wenn Sie mit Ihrem Baby sprechen, singen oder schöne Musik hören, dann wird es Ih-nen mit allen seinen Sinnen lauschen.

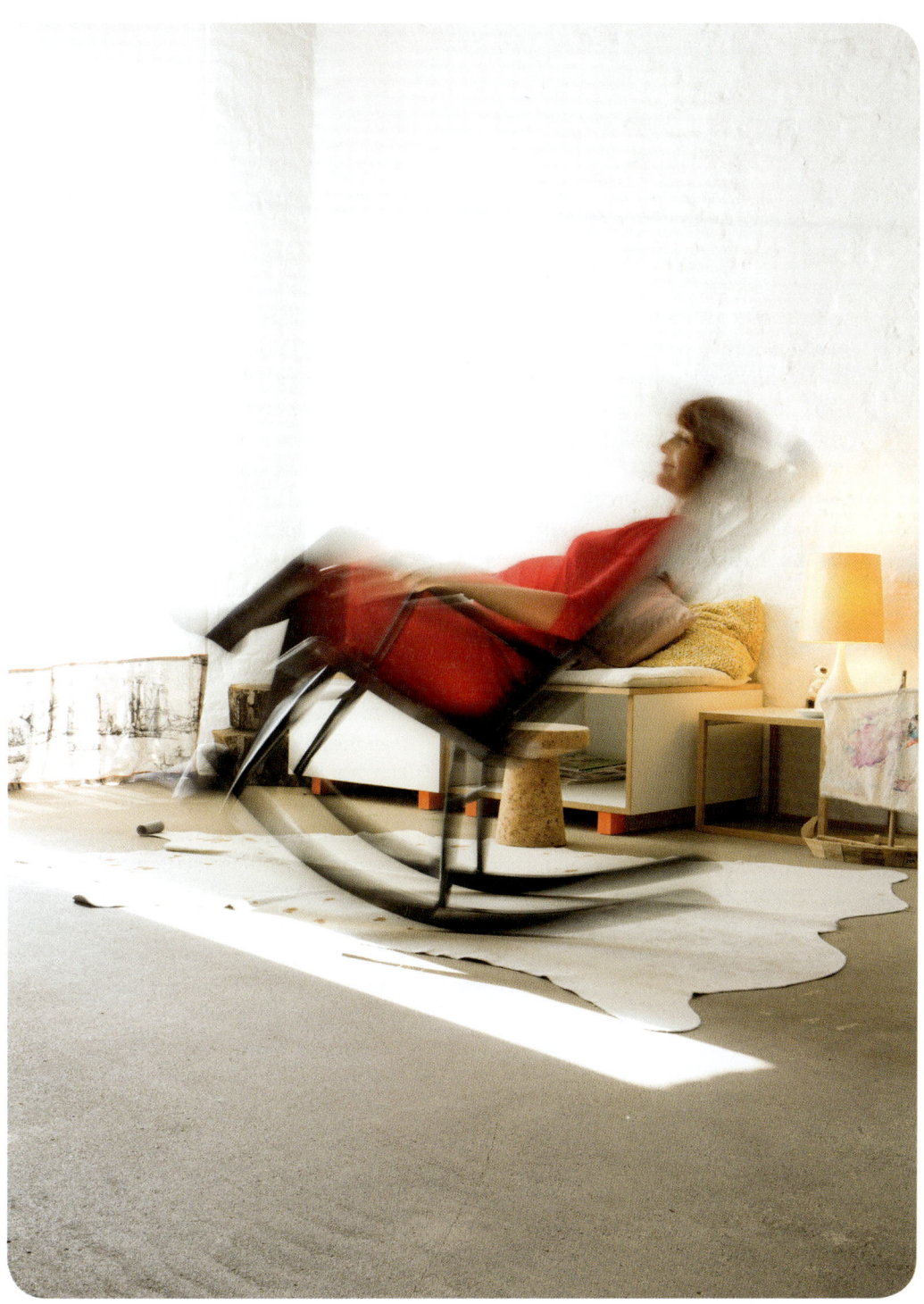

Du bist mir wichtig!

Kleine Kinder brauchen Nähe. Nähe zur Mama bedeutet für sie, neben Nahrung, Wärme, Geborgenheit und Schutz. Ihrer Ansicht nach ist das nichts Neues? Sie haben natürlich recht. Neu ist für viele Eltern jedoch der Gedanke, auch dem Baby im Bauch diese Nähe zu schenken. Vielleicht denken Sie, Ungeborene sind doch sowieso in der Nähe der Mutter und werden automatisch von ihrem Körper versorgt, deshalb erübrige es sich, weiter darüber nachzudenken. Doch für Ihr Baby macht es einen enormen Unterschied, ob Sie es in Ihrem Bauch einfach heranwachsen lassen oder ob Sie es von Anfang an als Person ansprechen.

Darum lade ich Sie zu einem kleinen Selbsterfahrungsexperiment ein. Sie können damit ausprobieren, wie unterschiedlich sich für ein Kind ein bestimmtes Verhalten der Mama anfühlen kann. Sie werden merken, dass Kinder aus dem Verhalten der Erwachsenen herauslesen, ob sie sich geliebt fühlen dürfen oder nicht. Wird im Kind das Gefühl des Geliebtseins geweckt, wird es sich im späteren Leben auch selbst lieben und gut für sich sorgen können. Natürlich findet der größte Teil dieser Entwicklung in den ersten Jahren nach der Geburt statt, doch vorgeburtlich wird die Hinwendung der Mutter auf der körperlichen Empfindungsebene wahrgenommen und gespeichert. Ein liebevoller und wertschätzender Umgang legt daher den Grundstein für Babys Wohlgefühl und gibt ihm das Gefühl, willkommen zu sein.

In die Rolle des Kindes zu schlüpfen und das Verhalten der Eltern aus seiner Sicht wahrzunehmen schult die Feinfühligkeit. Sich in ein Kind hineinfühlen zu können, ist eine wertvolle Gabe! Denn ein Kind kann nur dann eine sichere Bindung zu seiner Bezugspersonen aufbauen, wenn es erlebt, dass seine Bedürfnisse verstanden und angemessen beantwortet werden. Feinfühlige Eltern können das sehr gut!

Wie geht es Ihnen dabei?

Schließen Sie die Augen. Sie können sie aber auch geöffnet lassen, wenn es Ihnen leichter fällt, sich mit offenen Augen zu konzentrieren. Stellen Sie sich nun vor, Sie sind ein kleines Kind und liegen in den Armen Ihrer Mutter. Sie werden gerade gestillt, oder mit dem Fläschchen gefüttert. Währenddessen unterhält sich Ihre Mutter mit einer anderen Person. Wie geht es Ihnen dabei? Lassen Sie sich etwas Zeit beim Nachspüren, ehe Sie mit der Übung fortfahren.

Nun stellen Sie sich vor, wie Ihre Mutter sich Ihnen zuwendet und ihre liebevolle Aufmerksamkeit ganz auf Sie gerichtet ist. Sie sind zu ihrem Mittelpunkt geworden. Wie fühlt sich das an? Woran können Sie es festmachen, dass die Gedanken und Gefühle Ihrer Mutter bei Ihnen sind? Wechseln Sie ruhig ein paar

Mal zwischen den beiden Szenen hin und her und achten Sie dabei genau auf kleine Veränderungen in Ihren Körperempfindungen. Es ist gut möglich, dass Sie beim ersten Mal überhaupt keinen Unterschied spüren, dann lassen Sie sich Zeit und wiederholen Sie diese Übung, wann immer Sie Zeit dafür finden. Ganz allmählich entwickelt sich dadurch Ihre Feinfühligkeit und sie werden merken, dass mit jedem Üben Ihre Empfindungen stärker werden.

Spüren Sie noch einmal hinein in diese Vorstellungen und in Ihr eigenes Empfinden. Fühlt sich Ihr Körper noch genauso an wie vor der Übung oder hat sich etwas verändert? Die Intensität der Veränderungen ist dabei gar nicht wichtig, sondern nur, dass es sich anders anfühlt. Ist es nicht erstaunlich, dass der Körper sogar reagiert, wenn wir uns Situationen nur vorstellen und gar nicht in Wirklichkeit erleben?

Vielleicht denken Sie, das Baby in Ihrem Bauch sei für solche Empfindungen noch nicht reif genug? Dann halten Sie sich vor Augen, dass es vollständig in Ihre körperlichen Funktionen eingebunden ist. Es ist Ihnen dadurch so nahe, dass es an Ihren Gedanken und Gefühlen teilhaben kann, weil Sie ihm in Ihrer körperlichen Sprache alles erzählen. So nähren Sie Ihr Baby also auch seelisch und fördern damit seine Entwicklung. Es ist für das Wohlergehen Ihres Babys also keinesfalls egal, ob Sie sich ihm zuwenden oder nicht. Es freut sich, wenn Sie es in Ihr Leben einbinden und daran teilhaben lassen, und das kann dazu beitragen, dass es besser gedeiht.

Zeigen Sie Ihrem Baby, dass es Ihnen wichtig ist:

- Lassen Sie Ihr Baby wissen, dass Sie sich über sein Dasein freuen. Sprechen Sie mit ihm, schenken Sie ihm Ihre Aufmerksamkeit und Zuwendung. Diese Form der Liebe wird durch Ihren Körper zu Ihrem Baby getragen und das gibt ihm einen richtigen Entwicklungspush.
- Lassen Sie Ihr Baby an Ihrem täglichen Leben teilhaben, indem Sie ihm erzählen, was Sie gerade tun, was es um Sie herum zu sehen und zu erleben gibt. Sprechen Sie mit Ihrem Baby so, wie Sie mit einem anderen Menschen reden würden, den Sie lieben. Ihr Baby existiert und lebt ja bereits, auch wenn Sie es noch nicht sehen und in den Arm nehmen können.
- Fühlen Sie zu Ihrem Baby hin und versuchen Sie, es in Ihre Entscheidungen einzubeziehen. Fragen Sie Ihr Baby beispielsweise, was Sie essen sollen, worauf es Lust hat – wenn Ihre eigenen Gelüste es gerade zulassen.
- Wenn Sie Lust haben, dann versuchen Sie doch einmal, Ihren Tag aus der Perspektive Ihres Babys wahrzunehmen. Vielleicht eröffnet Ihnen das eine ganz neue Sichtweise. Das kann sehr spannend sein, aber auch hilfreich für die Beziehung zu Ihrem Kind.

Hörst Du mich, Baby?

Früher dachte man, in der Welt der Ungeborenen sei es ruhig. Heute weiß man, dass die meisten Geräusche, die der Körper produziert, in der Gebärmutter zu hören sind: der Herzschlag, das Fließen der Körperflüssigkeiten, die Atemgeräusche, die Tätigkeit des Verdauungstrakts oder die Stimme der Mutter. Aber kann Ihr Baby diese Signale überhaupt wahrnehmen?

In unserem Hörorgan erfüllt jedes Element eine ganz spezifische Aufgabe: Das Außenohr fängt die Schallwellen aus der Luft ein, im Mittelohr werden die Schallwellen der Luft in mechanische Schwingungen umgewandelt und das Innenohr übersetzt diese mechanischen Wellenbewegungen in elektrische Impulse, die der Hörnerv zur weiteren Verarbeitung ans Gehirn weiterleitet. Bis Ihr Baby wirklich hören kann, braucht es etwa 24 Schwangerschaftswochen. Was aber passiert bis dahin?

Die Umgebungsbedingungen im Mutterleib unterscheiden sich sehr von denen außerhalb. Ihr Baby lebt im Fruchtwas-

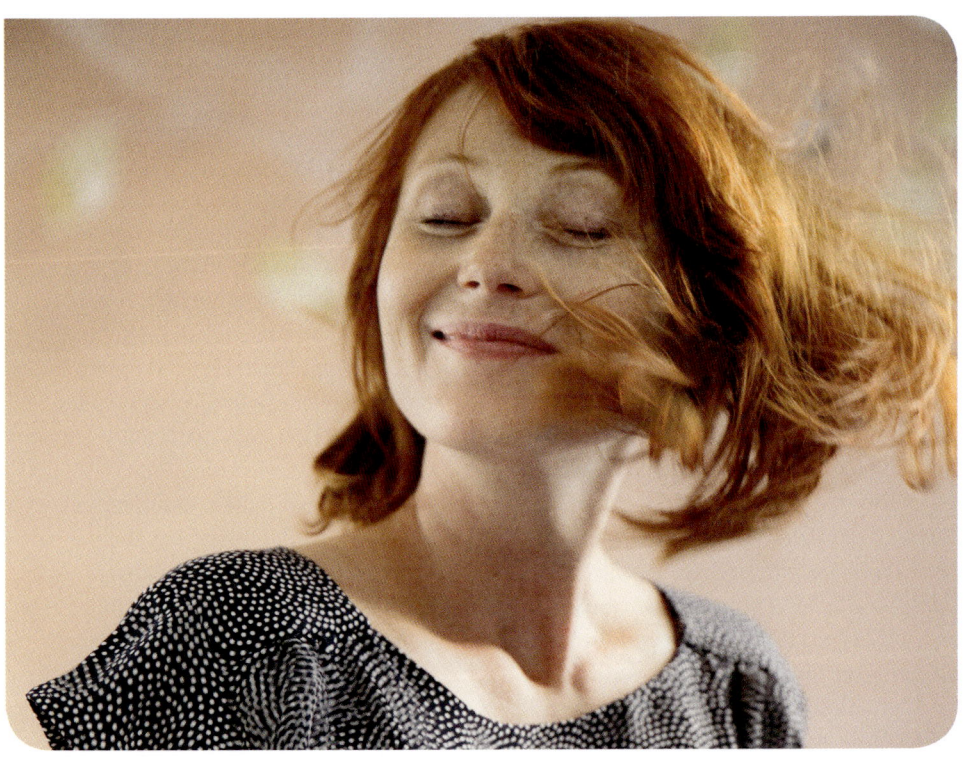

ser, eingebettet in die Geräusche Ihres Körpers. Es gibt keine Luftschallwellen, die es »einfangen« müsste, weil alle Geräusche schon in Form von mechanischen Wellenbewegungen vorliegen. Um akustische Signale wahrnehmen zu können, müsste Ihr Baby also nur die Schwingungen der Wellenbewegungen im Fruchtwasser in elektrische Impulse umwandeln können.

Seit noch nicht allzu langer Zeit weiß man, dass nahezu alle Körperzellen, auch die Hirnzellen und ihre Vorläuferzellen, an ihrer Zelloberfläche ein kleines haarähnliches Antennchen zur Wahrnehmung von Schwingungsreizen haben. Wird so eine kleine Antenne durch eine schwingende Bewegung verbogen, öffnet die Zelle ihre Poren für geladene Teilchen und diese können ins Zellinnere wandern. Dadurch verändern sich die elektrischen Eigenschaften der Zelle. Studien zeigten nun, dass die Stärke dieser Veränderung darüber entscheiden kann, wie die Zelle sich als Nächstes verhält: ob sie eine andere Aufgabe übernimmt, sich vermehrt oder auf Wanderschaft geht. Das Wahrnehmen-Können von Schwingungen ist also für das Zellverhalten und während der vorgeburtlichen Zeit für die gesamte Entwicklung eines Babys äußerst wichtig.

Hören im eigentlichen Sinne kann Ihr Baby vor der 24. Schwangerschaftswoche vermutlich also nicht, aber es ist von Anfang an so ausgestattet, dass es

möglicherweise die Informationen akustischer Signale in Form von Schalldruckschwingungen wahrnehmen und sinnvoll verarbeiten kann.

Good vibrations:
- Wenn es Ihnen gut geht, erzeugt auch Ihr Körper positive Schwingungen, die Babys Entwicklung guttun. Gönnen Sie sich also schöne Dinge und sorgen Sie immer wieder für angenehme, entspannte Auszeiten.
- Sie singen gerne? Dann halten Sie sich nicht zurück! Immerhin bescheren Sie Ihrem Baby damit wunderbare Schwingungs-Anregungen für seine Entwicklung. Übrigens: Beim Singen in der Gruppe synchronisieren sich nicht nur die Körperfunktionen, sondern auch die Hirnwellen aller Singenden miteinander.
- Sie spielen ein Instrument? Dann lassen Sie Ihr Instrument in »good vibrations« erklingen, oder lassen Sie sich von schönen, melodischen Stücken anderer umfließen.
- Babys lieben auch Papas sonore und tiefe Stimme! Laden Sie daher gern auch Ihren Partner ein, sich stimmlich einzubringen.

Baby auf dem Prüfstand

Als werdende Mama kommen Sie heute kaum umhin, sich mit vorgeburtlichen Untersuchungsangeboten auseinanderzusetzen. Nicht, weil Sie selbst Ihr Baby unbedingt auf den gesundheitlichen Prüfstand heben wollen, sondern weil die regulären Vorsorgeuntersuchungen einige Gesundheitschecks in ihren Richtlinien vorsehen.

Die innere zuversichtliche Haltung der Eltern, ihr Kind so anzunehmen, wie es ist, wurde dadurch in den letzten Jahren immer schwerer, und immer mehr Eltern haben die natürliche Gelassenheit verloren und das Gefühl vermittelt bekommen, nur ein gesundes Kind ist ein Kind, über das man sich freuen darf. So löst der Gedanke, dass das Kind nicht gesund sein könnte, bei den meisten Eltern große Ängste aus. Sie nehmen das Angebot von vorgeburtlichen Untersuchungen erst einmal positiv wahr.

Die Entscheidung, einer vorgeburtlichen Untersuchung zuzustimmen, wird deshalb meist ganz unbedarft getroffen. Immerhin kommen 97 Prozent aller Kinder gesund zur Welt und Eltern wünschen sich nichts mehr, als bestätigt zu bekommen, dass ihr Kind zu diesen 97 Prozent gehört. Doch was bedeuten vorgeburtliche Untersuchungen für Ihr Baby? Wie ist ihre Wirkung auf das Ungeborene? Wie sind sie aus der Sicht des Babys zu bewerten?

Die wohl am häufigsten angewandte pränataldiagnostische Methode ist der Ultraschall, die Sonographie. Bei Ultraschalluntersuchungen lässt sich beobachten, dass sich manche Babys so verhalten, als wollten sie sich dem Schallkopf entziehen oder sich dagegen wehren. Andere Kinder hingegen machen den Eindruck, als ließe sie die Untersuchung völlig kalt oder als kooperierten sie sogar. Ob und was Babys wirklich bei einer solchen Untersuchung empfinden, können wir nicht wissen, aber wir können uns Gedanken darüber machen.

Bislang wird davon ausgegangen, dass Ungeborene den Ultraschall nicht hören können, weil die hierbei verwendeten Frequenzen der eingebrachten Schallwellen die Grenzen der menschlichen Hörfähigkeit überschreiten. Diese Grenzen sind über die Funktion der Hörschnecke im Innenohr definiert, die dafür zuständig ist, die mechanischen Schwingungsinformationen eines akustischen Signals in elektrische Impulse umzuwandeln. Doch neuen Studien zufolge verfügen nahezu alle Zellen des Körpers über ein kleines Sinnesorgan für Schwingungsinformationen (primäre Zilien, siehe Kapitel »Hörst Du mich, Baby?« (Seite 40). Es sieht aus wie eine kleine Antenne und ist beteiligt an bioelektrischen Prozessen, die das Zellverhalten ändern. Diese Zilien scheinen besonders bei den Entwicklungsvorgängen während der vorgeburtlichen Zeit eine herausragende Rolle zu spielen. Mit diesem Wissen scheint es gar nicht mehr so unmöglich, dass Babys Zellen die Ultraschalldruckschwingungen durchaus registrieren können. Und die bislang oft belächelten Mamas, die ihre Bedenken äußern und behaupten, ihrem Baby missfalle die Ultraschalluntersuchung, könnten damit doch recht haben.

Babys wünschen sich schon im Mutterleib in erster Linie Geborgenheit, Sicherheit und Nähe zur Mama. Vorgeburtliche Untersuchungen können dieses Bedürfnis stören, denn viel häufiger als erwartet wird im Ultraschall etwas Auffälliges gefunden, was große Unruhe auslöst. Meist ist die ganze Aufregung unbegründet und weiterführende Untersuchungen zeigen, dass alles normal ist. Doch Babys spüren Mamas Angst, ihre Sorge und Unsicherheit. Manche Mütter versuchen sogar, ihre Gefühle für das Baby auf Eis zu legen, und ziehen sich von dem inneren Kontakt zu ihm zurück. Die Signale, die bisher Babys Welt gestaltet haben, verändern sich, können unklar und verwirrend werden. In dieser Verwirrung zurückgelassen, fehlt ihm die Orientierung und die ordnende Struktur der Körpersignale, die Sie ihm schenken, wenn Sie sich ihm liebevoll zuwenden.

So gehen Sie mit vorgeburtlichen Untersuchungen um:

- Sie möchten eine vorgeburtliche Untersuchung machen lassen? Dann reden Sie mit Ihrem Baby. Erzählen Sie ihm, warum es wichtig ist für Sie. Lassen Sie es mit Ihren Gefühlen nicht allein.

Vielleicht überrascht Sie dieser Ansatz, doch wenn Sie schon einige der Übungen in diesem Buch gemacht haben, konnten Sie sicher bereits erleben, dass Ihr Baby mit Ihnen in Kontakt steht und auf Ihre Botschaften lauscht.

- Erzählen Sie Ihrem Baby, was bei der Untersuchung auf es zukommen wird. Dann wird es nicht unvorbereitet damit konfrontiert.
- Wir wünschen uns alle, so angenommen zu werden, wie wir sind. Auch Ihr Baby. Vorgeburtliche Untersuchungen dienen dazu, nach Auffälligkeiten zu suchen. Aus der Sicht Ihres Babys stellt dies seine Einzigartigkeit infrage und unter unglücklichen Umständen womöglich sogar sein Leben.
- Nehmen Sie während der Untersuchung immer wieder Kontakt mit Ihrem Baby auf und zeigen Sie ihm, dass Sie da sind.
- Vielleicht haben Sie Lust, Ihr Baby in Ihrer Vorstellung während der Untersuchung in eine schützende Hülle zu packen. Folgen Sie Ihrer Eingebung, was dazu am geeignetsten sein könnte: ein weißes Licht, ein goldenes Tuch, oder was immer in Ihrer Vorstellung zu Ihrem Baby passt.
- Kümmern Sie sich auch um Ihre eigene Seele! Vorgeburtliche Untersuchungen können auch für Mamas zu einer großen Herausforderung werden. Verdrängen Sie Ihre Gefühle nicht, sondern sprechen Sie sie an, vielleicht mit Ihrem Partner, der besten Freundin oder einem Profi.

Lächeln ist ansteckend

Lassen wir es zu, dass eine Kleinigkeit ein Lächeln in unser Herz zaubert, so beginnen nicht nur unsere Augen zu leuchten, nein, mit unserem veränderten Empfinden verändert sich auch unsere Körperhaltung, unsere Atmung, unser gesamter Ausdruck. Alles wird weicher und sonniger. Das liegt daran, dass weniger Stresshormone produziert werden, während wir lächeln, stattdessen jedoch Serotonin und Dopamin ausgeschüttet werden, die für gute Stimmung sorgen. Gerade, wenn sich unser Leben einmal etwas schattig anfühlt, können wir dafür sorgen, dass unsere Laune sich bessert, in dem wir uns selbst ein Lächeln ins Gesicht zaubern und uns aufrichten. Genauso, wie unsere innere Haltung unser Äußeres beeinflusst, wird auch Ihr Baby merken, wenn Sie äußere und innere Befindlichkeiten ganz aktiv zum Positiven verändern, und davon profitieren. Denn Babys Nervensystem reift tatsächlich besonders gut, wenn bei der Mama mehr stimmungsaufhellende Botenstoffe als Stresshormone fließen.

Und Lächeln ist ansteckend! Tragen Sie Ihre gute Laune einmal sichtbar durch die Einkaufsstraße und beobachten Sie die Reaktionen Ihrer Mitmenschen. Manche werden Sie mit Ihrem offenen Gesichtsausdruck überraschen und Sie werden sich wundern, wie häufig die Menschen zurücklächeln. Es ist ganz einfach, etwas Sonne in den Tag zu bringen.

Ein Lächeln für Ihr Baby Machen Sie es sich gemütlich und schließen Sie sanft Ihre Augen. Lassen Sie Ihren Atem ruhig und langsam durch die Nase in Ihren Brustraum hinein- und wieder herausfließen. Vielleicht haben Sie Lust, sich Ihren Atemfluss wie sanfte Wellen vorzustellen, die langsam an den Strand rollen und sich wieder ins Meer zurückziehen. Spüren Sie die Wärme in der Luft, angenehm streichelt sie Ihre Wangen. Gefällt Ihnen die schöne Stimmung? Dann lächeln und genießen Sie. Ihr Lächeln begleitet Ihren Atem in Ihr Inneres. Dort trifft es auf all die Zellen und Organe in Ihrem Körper. Wie reagieren diese, wenn sie so angelächelt werden? Können Sie sich vorstellen, dass sie zurücklächeln? Ja? Dann sind bald alle Zellen und Organe in freundlicher Stimmung. Auch jene, die Ihre Gebärmutter einrahmen. Und da echte Freundlichkeit ansteckend ist, lächeln bald auch alle Zellen Ihrer Gebärmutter und tragen Ihr Lächeln bis zu Ihrem Baby. Wie wird sich wohl Ihr Baby fühlen, von allen so freundlich wahrgenommen und gehalten zu werden? Vielleicht lächelt es auch?

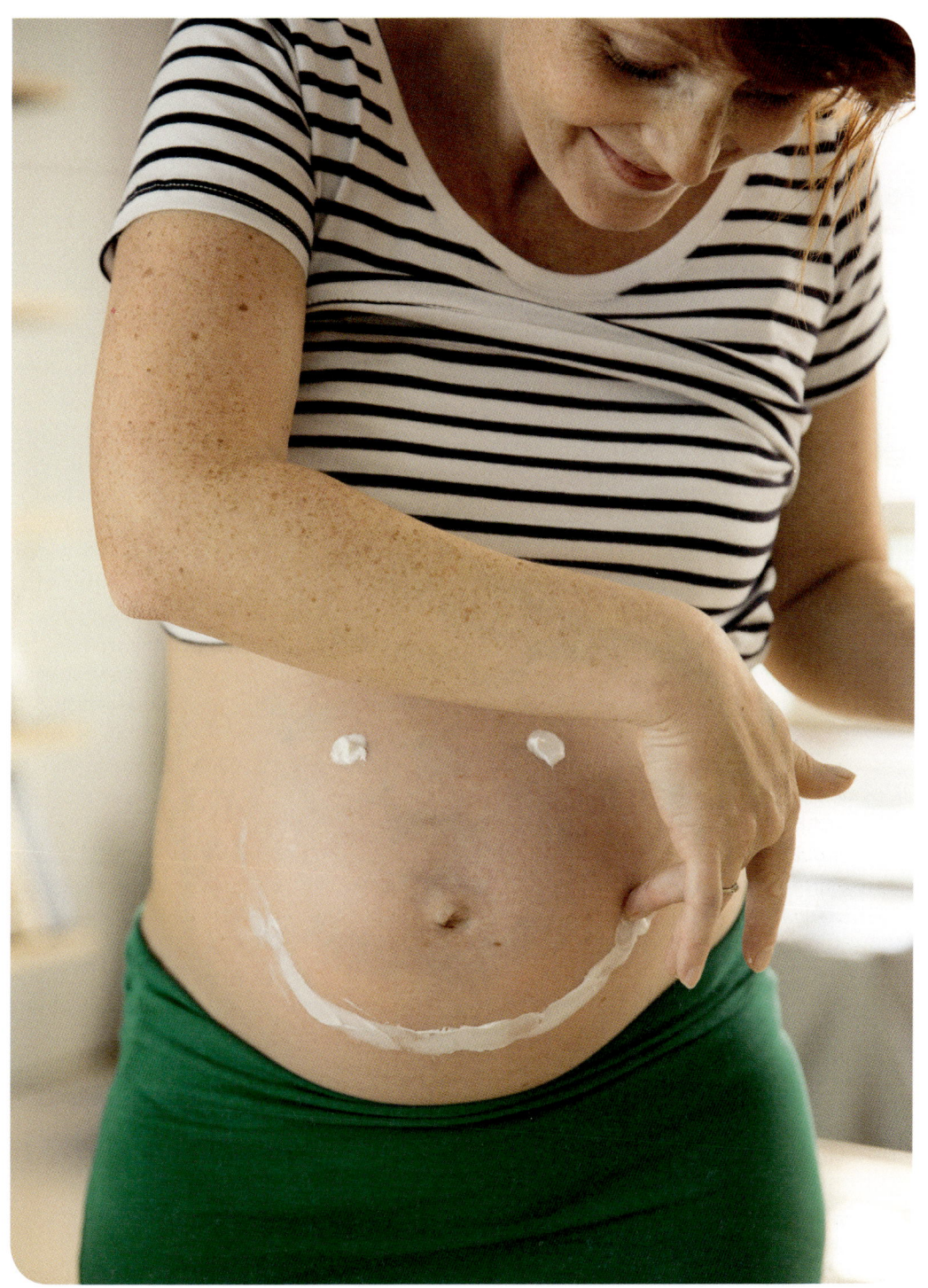

Mamas Körpersprache

Ihr Körper spricht mit Ihrem Baby. Er kann dazu zwar keine Worte benutzen, aber er kennt eine Menge Wege, sich verständlich zu machen. Wollen Sie wissen, welche? Sie werden überrascht sein.

Babys Leben beginnt mit nicht mehr als ein paar Zellen, doch schon diese können Signale empfangen, vor allem biochemische, wie zum Beispiel:

- Nährstoffe (Zusammensetzung und -menge)
- Sauerstoff (zur Verfügung stehende Menge, wird z.B. eingeschränkt durch Nikotinkonsum)
- Botenstoffe und viele andere Moleküle (Hormone, Elektrolyte, Enzyme, Aminosäuren etc.)
- aber auch Schadstoffe aus Zigaretten, Alkohol und Medikamenten

Weil Ihr Baby zu Beginn der Schwangerschaft vor allem biochemisch mit Ihnen kommuniziert, können Sie es vor schädlichen Stoffen schützen, die diesen gleichen Pfad benutzen.

Einige der eben genannten Signale enthalten gleichzeitig eine rhythmische Botschaft: So kommen zum Beispiel biochemische Stoffe, wenn sie über Mamas arterielles Blut zum Baby gelangen, in pulsatilen Schüben im Rhythmus des Herzschlags an. Aber auch Ereignisse wie Essens-, Ruhe- und Aktivitätszeiten sind von rhythmischem Charakter, wenn die Mama hier auf Regelmäßigkeit achtet.

Übrigens werden auch Gefühle von Ihrem Körper in Form biochemischer Signale ausgedrückt. Es gilt: Eine gute Chemie ist schon die halbe Miete für das gute Gelingen der Schwangerschaft!

Ganz anders sind die akustischen Signale, die Ihr Körper sowohl als hörbare (ab der 24. Schwangerschaftswoche) als auch als Schwingungsinformation zur Verfügung stellt:

- Herzschlag (Rhythmus, Regelmäßigkeit, Lautstärke)
- Blutfluss (abhängig von Dehnungsfähigkeit und Lumen der Gefäße)
- Atmung (Rhythmus, Atemtiefe)

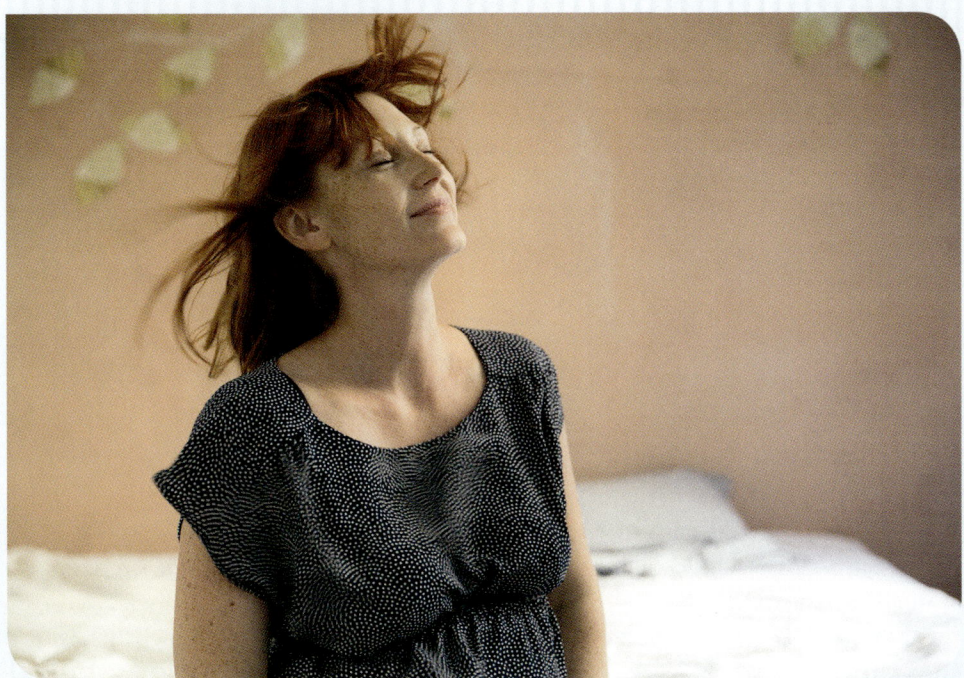

- Stimme (Stimmfarbe, Betonung, Artikulation, Sprechgeschwindigkeit)
- Darmgeräusche (aktive und ruhige Phasen, mehr oder weniger ausgeprägt)

Schwingungsinformationen kann Ihr Baby vermutlich schon registrieren, lange bevor es wirklich hören kann. Alle gerade genannten Körpersignale werden von Ihrem Nervensystem beeinflusst und geben Auskunft über Ihr seelisches Befinden. Später, wenn Babys Hörfähigkeit ausgereift ist und es sich auf die Außenwelt vorzubereiten beginnt, nimmt es auch zunehmend Umgebungsgeräusche von außerhalb der Gebärmutter wahr.

Auch Körperinformationen mechanischer Natur können etwas über Ihr Befinden preisgeben:
- Weichheit oder Festigkeit des Gebärmuttermuskels (innere Anspannung gegenüber entspannter Gelöstheit)
- Berührung (z.B. durch Streicheln des Bauches)
- Bequeme oder einengende Kleidung
- Bewegung (z.B. Spazierengehen oder Ruhen)

Die Sprache Ihres Körpers ist vielfältig und Ihr Baby hat zahlreiche Möglichkeiten, etwas über Sie und Ihre Welt zu erfahren. Nutzen Sie diese Möglichkeiten!

Das Leben ist kein Ponyhof

Ob wir im Leben auf neue Situationen eher mit Stress oder mit Neugier reagieren, wird mitbestimmt durch unsere Erfahrungen im Mutterleib. So früh entwickeln sich bereits die Grundlagen unseres autonomen Nervensystems. Es ermöglicht uns, unseren Organismus bei körperlichen oder seelischen Anforderungen im Gleichgewicht zu halten oder wieder ins Gleichgewicht zu bringen. Das autonome Nervensystem besteht aus zwei Anteilen, dem sympathischen und dem parasympathischen. Gemeinsam sorgen sie dafür, dass uns in jeder Situation genau die richtige Energiemenge zur Verfügung steht, die wir brauchen. Beide Teile sind wichtig und beide Teile müssen ausreichend gut ausgebildet sein, damit wir unser Verhalten regulieren können. Ein schwacher Sympathikus ließe uns ständig schlapp sein. Wir könnten nichts leisten, uns nicht gegen Angriffe verteidigen oder flüchten, wenn es keinen anderen Ausweg mehr gäbe. Ein schwacher Parasympathikus hingegen könnte den aktivierenden Sympathikus nicht bremsen: Wir liefen ständig auf Hochtouren und wären bei Aufregung oder Stress nicht in der Lage, uns wieder zu beruhigen, um in Ruhe Lösungen zu finden oder uns zu erholen, Nahrung aufzunehmen oder uns um die Familie zu kümmern.

Untersuchungen belegen, dass unsere seelische Befindlichkeit stark von der Funktion des autonomen Nervensystems abhängt. Schon in der dritten Woche nach der Befruchtung beginnt das Nervensystem mit seiner Entwicklung. Die Hauptentwicklungsphase des autonomen Anteils startet wenig später. Wenn das Baby nun während der vorgeburtlichen Reifungszeit des autonomen Nervensystems vielen Aufregungen ausgesetzt ist, kann dies dazu führen, dass das Nervensystem nicht ausgewogen ausreift und es dem Baby deshalb später schwerer fällt, sich gut zu regulieren. Dies wird als mögliche Ursache für die Unausgeglichenheit von sogenannten Schreibabys diskutiert.

Die Bedingungen für einen guten Ausreifungsprozess des autonomen Nervensystems sind besonders günstig, wenn die werdende Mutter ausgeglichen ist und es ihr gut geht. Aber Stress, Ängste oder Sorgen lassen sich nun mal nicht einfach so entfernen wie Staub auf einem Möbelstück.

Ein bisschen Stress wird Ihrem Baby nicht schaden. Unser Leben ist kein Ponyhof und der Organismus Ihres Babys muss sich auch gegen ein paar unangenehme Herausforderungen wappnen. Doch zu lange oder zu oft sollte Ihr Baby starken Belastungen nicht ausgesetzt sein, sonst geht sein Organismus davon aus, dass ihm die Welt da draußen immer so viel abverlangen wird, und richtet seine Entwicklung danach aus. Das wäre nicht gut, denn dann würden sich die beiden autonomen Systeme, Sympathikus und Parasympathikus, nicht ausgewogen entwickeln. Achten Sie also gut auf sich, versuchen Sie sich Freiräume und Auszeiten einzurichten, in denen Sie bewusst ins Gleichgewicht und zur Ruhe kommen.

Stress, lass nach!

- Spüren Sie zunächst nach, was genau der Grund dafür ist, dass es Ihnen nicht gut geht, das bringt Ordnung in Ihre Gedanken und gleichzeitig in Ihre körperlichen Signale. Denn: Chaos im Kopf bedeutet auch Chaos im Körper. Die Gedanken zu ordnen ist ein guter erster Schritt, um mehr Kontrolle über die eigene Befindlichkeit zu erlangen. Vielleicht hilft es auch, mit jemandem, der Ihnen nahesteht, über Ihre Sorgen oder Probleme zu reden.
- Wenn Sie Stress haben, dann sagen Sie Ihrem Baby, warum. Sagen Sie ihm, dass Ihre schlechten Gefühle nichts mit ihm zu tun haben und Sie es lieb haben. Dann ist seine Welt in Ordnung, auch wenn weiterhin »Staub auf den Möbeln« liegt.
- Ihr Baby ist Ihnen näher, als ein geborener Mensch es jemals sein kann. Wenn es Ihnen schwerfällt zu glauben, dass Ihr Baby Ihre Befindlichkeit wahrnehmen kann, dann rufen Sie sich eine Situation in Erinnerung, in der eine Person, die Ihnen sehr nahestand, ärgerlich war und Sie nicht wussten, warum. Spüren Sie nach, was Sie dabei gefühlt haben. Nehmen Sie sich dazu etwas Zeit. Dann stellen Sie sich vor, wie sich die Person Ihnen zuwendet und Ihnen erzählt, warum sie verärgert ist. Was verändert sich dadurch für Sie?
- Die allererste Sprache Ihres Babys ist die der körperlichen Signale. Ihr Baby ist in Ihren Körper und dessen Sprache eingebunden. Deshalb nimmt es Ihre Signale in sich auf und macht sie zur Grundlage für seine eigenen. Wenn Sie also Ordnung in Ihre Gedanken und Gefühle bringen, dann bringen Sie auch Ordnung in die des Babys, und sein Organismus kann entsprechend darauf reagieren. Außerdem ist es für Babys Organismus leichter, seine Entwicklung an strukturierten Signalen zu orientieren als an chaotischen.
- Als werdende Mutter sind Sie zwar dem Baby körperlich am nächsten, dennoch sind Sie nicht allein für das Wohlergehen Ihres Babys verantwortlich. So ist es die Aufgabe des Papas, für Ihre Entlastung zu sorgen und Ihnen das Austragen Ihres gemeinsamen Kindes so leicht wie möglich zu machen. In vielen Kulturen ist es ganz selbstverständlich, schwangeren Frauen einen besonderen Schutz durch die Gemeinschaft zu gewähren. Machen Sie sich also Ihren besonderen Status bewusst und erlauben Sie sich, bei Bedarf auch einmal körperliche oder auch seelische Entlastung einzufordern. Schließlich schützen Sie nur Babys Gesundheit.
- Nicht vergessen: Es liegt nicht alles in Ihrer Hand. Sie können positive Rahmenbedingungen in Ihrem Leben schaffen, doch Sie haben nicht die Verantwortung für das »große Ganze«.

Hallo Baby, hallo Enkelchen

Noch bevor Sie erfahren, ob Sie ein Mädchen oder einen Jungen bekommen, hat Ihr Baby bereits den Grundstein für seine eigenen Nachkommen gelegt. Die Vorläufer-Ei- und Samenzellen sind größer als die Körperzellen und können daher schon in der zweiten Woche nach der Befruchtung in der Wand des Dottersacks entdeckt werden.

Die erste Zeit verbringen diese frühen Keimzellen außerhalb des Embryos, damit sie vor den heftigen zellulären Umbrüchen während der ersten embryonalen Entwicklungsphase (Neurulation)

geschützt sind. Zwischen der fünften und siebten Woche wandern sie dann an ihren endgültigen Ort, in die noch geschlechtsunspezifische Genitalleiste, die sie erst Jahre später wieder verlassen werden, wenn das Kind geschlechtsreif geworden ist.

Bis es so weit ist, haben die Ei- und Samenzelle, die einmal Ihr Enkelkind zeugen werden, schon einiges an Zellerfahrungen gesammelt. Die frühen Samenzellen der Knaben haben zunächst nur die Aufgabe, für die organische Männlichkeit zu sorgen. Die Weiterentwicklung zu reifen Samenzellen startet erst mit Beginn der Pubertät. Wenn

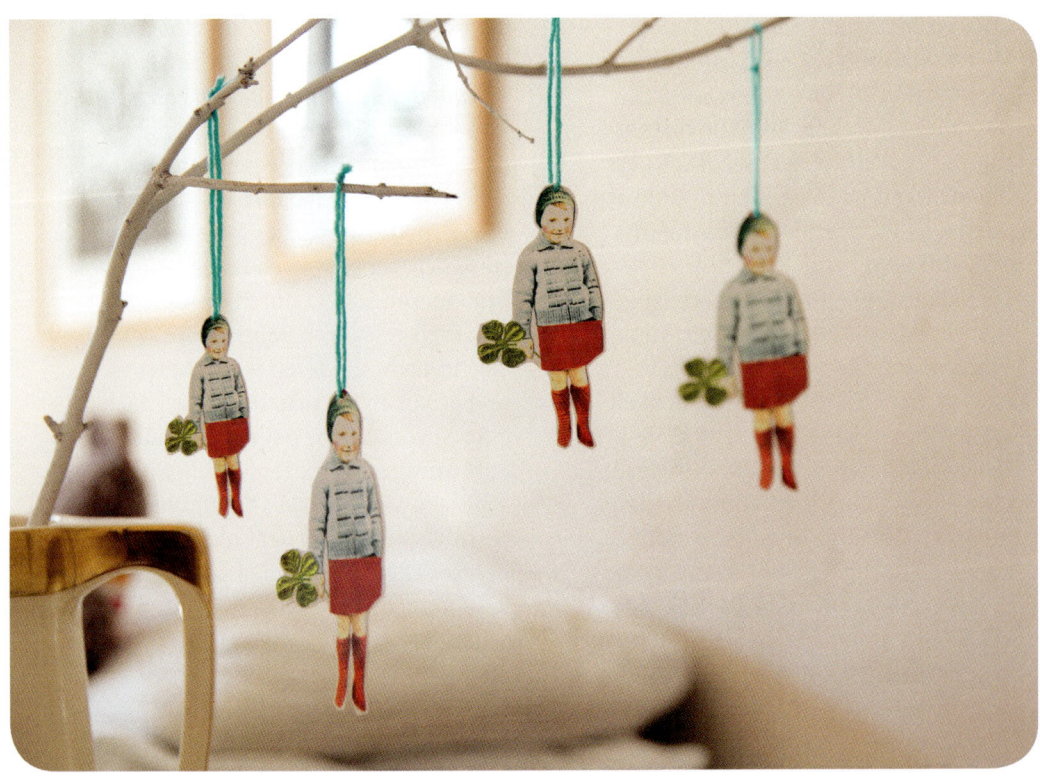

es also tatsächlich einen mütterlichen Einfluss auf die Enkelzellen gibt, dann ist er, biologisch betrachtet, bei Söhnen auf die Vorläufer-Zellen der Spermien beschränkt.

Die weiblichen Enkel-Vorläufer-Eizellen hingegen fangen nach dem Eintreffen im Eierstock mit ihrer massiven Vermehrung an. Bis zum siebten Monat Ihrer Schwangerschaft haben sich sieben Millionen frühe Eizellen gebildet, am Ende bleiben immer noch etwa 400.000 Zellen übrig, von denen höchstens 450 Eizellen so weit reifen, dass sie den Eierstock verlassen werden. Was ist daran sinnvoll?

Die Natur will überleben, als Art und als Einzelner. Die größte Chance hat sie bei guter Anpassung an die umgebenden Bedingungen. Diese aber können sich ändern. Bis nun ein einzelliger Organismus eine Veränderung in den Umweltbedingungen zu seinen Gunsten nutzen und diese Fähigkeit an seine Nachkommen weitervererben kann, braucht es etwa 10.000 Teilungsvorgänge. Da muss man dann eben frühzeitig anfangen – also bereits im Mutterleib. Die positiven Einflüsse Ihrer Liebe erreichen somit nicht nur Ihr Baby, sondern auch die frühen Eizellen Ihrer Tochter und somit Ihre potenziellen Enkel. Wenn sich die derzeit als Vermutungen kursierenden Ideen nämlich bestätigen sollten, können die weiblichen Eizellen Ihre positiven Gefühle quasi gleich über mehrere Zellgenerationen hinweg biochemisch verin-

nerlichen. Was für ein beeindruckender Gedanke!

Treffen Sie Ihre Enkelkinder. Lassen Sie uns eine kleine Gedankenreise in die Zukunft unternehmen. Wie alt sind Sie jetzt? Wie alt wird Ihr Kind sein, wenn es selbst Kinder bekommt? Können Sie sich vorstellen, wie Sie Ihrer Tochter – wenn Sie ein Mädchen bekommen – von Ihrer eigenen Schwangerschaft mit ihr erzählen? Und stellen Sie sich später gemeinsam vor, dass die eine Hälfte Ihres Enkelchens, in Form der Eizelle, schon in Ihrem Bauch vorhanden war! Es ist ein lustiges Gedankenspiel, das man in zukünftige und vergangene Zeiten beliebig fortsetzen kann und so die Generationen auf faszinierende Art und Weise miteinander verbindet. Kennen Sie die ineinandergestapelten Babuschka-Puppen? Sie sind ein schönes Bild für diese Generationenverbundenheit.

Und täglich grüßt die Übelkeit

Fast jede Frau leidet in den ersten Wochen und Monaten ihrer Schwangerschaft an Übelkeit, oft mit Erbrechen. Solange es möglich ist ausreichend zu essen und zu trinken, ist dieser Zustand zwar unangenehm, aber harmlos und Babys körperliche Gesundheit ist nicht in Gefahr. Allerdings kann das flaue Gefühl im Magen als ständiger Begleiter der Schwangerschaft die Freude am Schwangersein ziemlich beeinträchtigen. Manchmal so stark, dass Mama kaum noch Muße für das Baby hat und es im schlimmsten Fall sogar dafür verantwortlich macht, dass es ihr so schlecht geht.

Bis heute ist nicht genau geklärt, wodurch es hauptsächlich in der Anfangszeit der Schwangerschaft zu Übelkeit und Erbrechen kommt. Angenommen wird ein hormoneller Hintergrund; vor allem Hormone aus der Plazenta (Beta-hCG) und den Eierstöcken (Östrogen und Progesteron) stehen in der Diskussion, doch die Datenlage ist bislang nicht eindeutig.

Auch seelischen und sozialen Faktoren wird eine Beteiligung eingeräumt. Auch wenn das noch sehr spekulativ klingt, könnten frühe zelluläre Erfahrungen aus der Zeit im Mutterleib ebenfalls als Ursache in Frage zu kommen, denn während ihrer Entwicklungszeit sind Gewebe sehr empfindlich gegen äußere Einflüsse. Die reproduktiven Organe bilden sich in den ersten zwölf Wochen der Schwangerschaft. Treten in dieser Zeit störende Einflüsse auf, könnten die sich gerade entwickelnden Strukturen später funktionelle Beeinträchtigungen aufweisen. Es kann also hilfreich sein, die Bedingungen während der eigenen Entwicklungszeit zu kennen. Vielleicht litt auch Ihre Mutter schon unter starker Übelkeit in der Schwangerschaft? Das könnte erklären, warum es Ihnen nun ebenfalls schlecht geht. Nehmen Sie diese Frage doch zum Anlass, um sich mit Ihrer Mutter darüber zu unterhalten, wie sie die Schwangerschaft mit Ihnen erlebt hat und wie sie damals die Hürden genommen hat. Das wird zwar an Ihrer Übelkeit wenig ändern, ist aber eine wunderbare Gelegenheit, Nähe zur eigenen Mutter zu finden, was in der Schwangerschaft besonders wohltuend wirken kann.

In der Anfangszeit der Schwangerschaft erlebt die Mutter sich und ihr Baby, meist unbewusst, als Einheit. Fühlt die Mama sich gut, ist dieser Symbiosegedanke für Babys Entwicklung kein Problem. Geht es Mama aber schlecht, könnte es besser sein, wenn sie sich daran erinnert, dass das Baby ein eigenes Individuum in ihrem Körper ist und nicht nur ein Teil von ihr. So profitieren beide davon: Die Mutter, indem sie sich abgrenzt und wieder die Kontrolle über ihren eigenen Körper übernimmt, und das Baby, indem das Unwohlsein und die Beschwerden der Mama nicht mehr so stark mit seinem Dasein in Verbindung gebracht werden.

Helfer gegen die Übelkeit:

- Akzeptieren Sie die Übelkeit, bleiben Sie aber gleichzeitig zuversichtlich, dass dieser Zustand nicht ewig anhalten wird. Nehmen Sie sich die Ruhe und die Auszeiten, die Sie brauchen. Lassen Sie sich bei Bedarf auch ruhig für ein paar Tage krankschreiben.
- Sagen Sie Ihrem Baby, dass Sie sich nicht seinetwegen schlecht fühlen, sondern wegen all der körperlichen und nichtkörperlichen Veränderungen, die die Schwangerschaft eben mit sich bringt.
- Viele Schwangere berichten, dass die Übelkeit nachlässt, wenn Sie etwas im Magen haben. Also probieren Sie, ob das auch Ihnen hilft! Verteilen Sie Ihre Mahlzeiten auf kleinere Portionen über den Tag verteilt und beginnen Sie mit der ersten noch vor dem morgendlichen Aufstehen.
- Essen Sie schon vor dem Aufstehen einen kleinen Snack. Bewährt haben sich Knäckebrot, Toast oder Mandeln. Vielleicht entwickelt sich daraus ein kleines Ritual, bei dem Ihnen Ihr Partner jeden Morgen diesen ersten Snack gegen die Übelkeit im Bett serviert.
- Auch leicht gesüßte Kräutertees, die den Blutzuckerspiegel ansteigen lassen und beruhigend wirken, können helfen.
- In der Regel sind schwere, fette Mahlzeiten weniger gut verträglich als leichte. Essen Sie daher eher Obst und Gemüse, Rohkost oder Milchprodukte, und spüren Sie in sich hinein, was Ihrem Organismus guttut.
- Noch wenig bekannt, aber wirksam und einfach anzuwenden: Akupressur auf den Kei-Nuan-Punkt am Handgelenk. Diesen finden Sie an der Innenseite Ihres Unterarms, drei Fingerbreit unterhalb der Handgelenksbeugefalte zwischen den beiden tastbaren Beugesehnen. Drücken oder massieren Sie diesen Druckpunkt alle vier Stunden an beiden Seiten. Es gibt auch fertige Akupressur-Bänder, sogenannte *Sea Bands* oder HOP-Bänder, die bereits einen eingearbeiteten Plastikknopf besitzen, der diesen Punkt stimuliert (zu kaufen in Apotheken oder übers Internet).
- Auch Ingwer wirkt gut gegen Schwangerschaftsübelkeit. Sie können ihn als Tee, roh oder in Form von Kapseln zu sich nehmen. Ingwertee ist sehr lecker und verleiht Energie, probieren Sie ihn verfeinert mit Zitrone und – wenn Sie mögen – Honig.
- Eine klare Wirkung ist für höher dosiertes Vitamin B_6 (20 mg 3 x täglich) nachgewiesen. Auch Vitamin B_{12} und B_1 können gegen Übelkeit helfen. Weil sie jedoch üblicherweise in Kombination mit B_6 verabreicht werden, ist ihre Wirksamkeit als Einzelpräparat klinisch nicht belegt.

Gut verbunden

In den ersten zwölf Wochen könnte es sein, dass Sie immer mal wieder die Angst überkommt, Ihr Baby zu verlieren. Das Risiko einer Fehlgeburt ist während dieser Zeit tatsächlich am höchsten. Meist tritt der Verlust bereits in den ersten fünf Wochen ein, wenn die Frau noch gar nicht bemerkt hat, dass sie schwanger war und der Embryo mit einer eventuell verspäteten Periode abgegangen ist. In den häufigsten Fällen lag dann ein schwerwiegender genetischer Fehler vor, der nicht mit dem Leben vereinbar war und dafür sorgte, dass sich das Baby nicht mehr weiterentwickeln konnte. Die

Natur folgt dann ihren eigenen Regeln, doch das ist nur ein schwacher Trost.

Um sich vor diesem Schmerz zu schützen, lassen sich viele Frauen seelisch erst gar nicht richtig auf die Schwangerschaft ein, wenn sie zu diesem frühen Zeitpunkt davon erfahren. Sie halten sich mit ihren Gefühlen dem Baby gegenüber 12 Wochen lang zurück, machen die Schwangerschaft noch nicht publik und bemühen sich, ihr Leben wie bisher zu gestalten. Dabei ist die statistische Wahrscheinlichkeit, dass alles gut geht, deutlich höher als das mögliche Risiko eines Abgangs. Doch gerade in dieser frühen Zeit, in der sich die Plazenta (der Mutter-

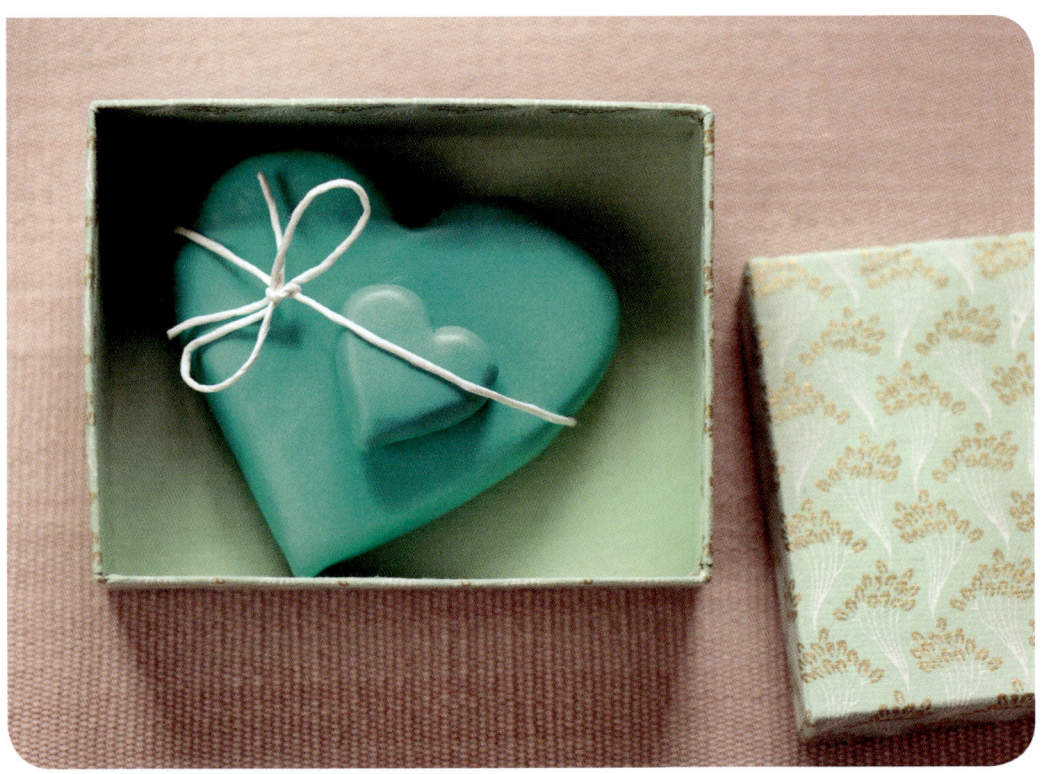

kuchen) entwickelt, profitiert das Baby ganz besonders von Mamas Unterstützung. Die Plazenta versorgt das Baby und ist der direkte Kontakt zwischen Mutter und Kind. Damit sie sich gut ausbilden und eine gute Versorgung gewährleisten kann, kann es helfen, wenn die Mutter bereits zu diesem Zeitpunkt emotional in Kontakt mit ihrem Baby tritt.

Was sollten Sie also tun, damit Ihre Ängste Ihnen und Ihrem Baby nicht im Wege stehen? Natürlich dürfen Sie sich durch häufige Arztbesuche oder wiederholte Ultraschalluntersuchungen vom Wohlergehen Ihres Babys überzeugen. Nur leider hält die beruhigende Wirkung meist nicht lange vor und die Angst klopft wieder an.

Für Ihr Baby ist es deshalb besser, wenn Sie sich nicht zu viel sorgen und sich hingegen zutrauen, schon in den frühen Schwangerschaftswochen eine enge Verbindung mit ihm aufzunehmen – auch wenn es einfacher klingt, als es sein mag. Dann wissen Sie Ihr Kind an einem sicheren Ort und halten es – im übertragenen Sinne – liebevoll fest.

Schmieden Sie Ihre Ankerkette!

- Finden Sie für sich und Ihr Baby ein Symbol für Ihre Verbundenheit. Stellen Sie sich zum Beispiel eine seelische Nabelschnur oder ein goldenes Band vor, das Ihre beiden Herzen miteinander verknüpft. Ihrer Kreativität sind keine Grenzen gesetzt. Suchen Sie sich ein Bild, das zu Ihnen beiden passt und sich stimmig anfühlt. Vielleicht können Sie dieses Band auch malen oder anderweitig kreativ und künstlerisch gestalten? Lassen Sie Ihrer Fantasie freien Lauf und geben Sie Ihrem imaginären Band eine konkrete Form. Ihr Kind wird sich später einmal, wenn es größer ist, freuen, wenn Sie ihm das Kunstwerk zeigen und ihm erzählen, wie nahe Sie sich ihm schon in der frühen Schwangerschaft gefühlt haben.
- Auch nach der Geburt können Sie an diesem imaginären Band festhalten und es sich immer dann ins Gedächtnis rufen, wenn Sie und Ihr Baby gerade räumlich getrennt sind oder Sie das Gefühl haben, sich von Ihrem Baby emotional zu entfernen – was zum Beispiel bei nächtlichen Schreiattacken passieren kann.

Wunderwerk Plazenta

Die Plazenta ist das Organ, das Baby und Mama auf körperlicher Ebene verbindet. Sie wird zwar zum großen Teil aus kindlichen Zellen aufgebaut, ihre Funktionsfähigkeit als nährender Kuchen ist aber das Ergebnis der gemeinsamen Arbeit von Baby und Mama.

Der Grundstein für den Aufbau der Plazenta wird gelegt, wenn die Eizelle mit der Gebärmutterwand Kontakt aufnimmt, um sich häuslich in ihr einzunisten. Das geht nur mit dem Einverständnis von Mamas Zellen. Weil die Eizelle mit Fremdeiweiß von Papa unterwegs ist, könnte sie von Mamas Immunsystem als gefährlicher Eindringling identifiziert werden. Aber keine Bange: Meist vertragen sich die Immunsysteme von Mama und Papa gut miteinander und es gibt keine größeren Verständigungsprobleme. Wenn doch, hilft eine liebevolle Aufklärung Mamas Immunsystem dabei zu verstehen, dass der Neuankömmling willkommen ist, damit es das Baby mit offenen Armen empfangen und annehmen kann.

Apropos Verträglichkeit der Immunsysteme: Haben Sie gewusst, dass unsere Nase uns dabei hilft, den immunologisch passenden Partner auszuwählen? Wir erkennen ihn an seinem Körpergeruch, denn das Immunsystem transportiert Eiweißbruchstücke, die den Eigenduft des Menschen mitbestimmen. Den Liebsten »gut riechen« zu können, ist auf diese Weise also auch für das Baby wichtig. Leider haben Untersuchungen gezeigt, dass die »Pille« die mütterliche Empfänglichkeit für diese Chemosignale offenbar stört, sodass die Natur diesen Mechanismus nicht mehr zuverlässig anwenden kann. Da ist es doch gut, dass das Immunsystem im Allgemeinen mit sich reden lässt und durchaus auch auf die Psyche hört, wie die Psychoneuroimmunologie nachweisen konnte. So haben Sie die Möglichkeit, quasi »von außen« dazu beizutragen, dass Ihr Baby willkommen geheißen wird.

Gibt Mamas Immunsystem also den kindlichen Zellen (Trophoblasten) die Erlaubnis, die mütterlichen Zellwandgrenzen zu überschreiten und diese aufzulösen, können sie dann den Zugang zum Blutkreislauf der Mutter herstellen, die Plazenta aufbauen und Babys Blutversorgungssystem etablieren. Mütterliches und kindliches Blut kommen zu keinem Zeitpunkt der Schwangerschaft in direkten Kontakt, denn beide Blutkreisläufe sind stets durch eine dünne Membran getrennt, wenngleich diese für viele biochemische Substanzen durchgängig sein muss. In der ersten Hälfte der Schwangerschaft arbeiten die Zellen des Babys daran, die Oberfläche der kleinen Blutgefäße in der Plazenta weiter zu vergrößern, um mehr Fläche für den Blutaustausch zwischen Mama und Baby zu schaffen und so Babys Versorgung zu verbessern. Diese Arbeit ist etwa zur

Mitte der Schwangerschaft vollständig abgeschlossen. Dann misst der Mutterkuchen etwa 15–20 Zentimeter und wiegt ungefähr 500 Gramm.

Etwa ab der zweiten Schwangerschaftshälfte sind die Organe des Babys selbst so weit, dass sie nach und nach ihren Aufgaben nachkommen können. Zu Beginn der Schwangerschaft jedoch ist die Plazenta so etwas wie ein Outsourcing-Unternehmen für das Baby: Sie übernimmt all die Funktionen, die in einem normalen Organismus ablaufen, wie Ernährung, Gasaustausch, Blutzirkulation, Hormonproduktion und die Ausscheidung von Stoffwechselprodukten. Wir können die Plazenta somit auch als die Kornkammer der kindlichen Versorgung betrachten. Wer hier, wie bei einem Acker, für eine liebevolle Pflege des wertvollen Bodens sorgt, legt den Grundstein für eine gute Ernte.

Denken Sie an Ihre Plazenta!

- Um Ihr Baby gut versorgt zu wissen können Sie sich vorstellen, wie Sie Ihrem Baby Ihre Plazenta anbieten, damit es sich durch sie ernährt. Diese geistige Vorstellung vom sich öffnen für die Bedürfnisse des Babys kann später auch fürs Stillen sehr hilfreich sein.
- In der Plazenta gibt es Enzyme, die dafür sorgen, dass Ihr Baby vor Ihrem Stress geschützt wird. Bei zu viel Stress und Angst werden diese Enzyme verbraucht und die Plazenta wird durchlässiger für die Stresshormone aus dem mütterlichen Blutkreislauf. Sie schützen Ihr Baby also, wenn Sie etwas gegen den eigenen Stress und eventuelle Ängste unternehmen (siehe auch »Das Leben ist kein Ponyhof (Seite 48)« und »Die Angst im Griff (Seite 70)«). Wenn Sie merken, es wird Ihnen zu viel, treten Sie bewusst ein wenig kürzer und sorgen Sie für Entspannung – auch ein Stückchen Schokolade kann hier hin und wieder helfen.
- Im fortgeschrittenen Zustand der Schwangerschaft kann die Gebärmutter auf Einengung (z.B. einschnürende Kleidung) empfindlich reagieren und mit Kontraktionen antworten, was die Plazentadurchblutung reduzieren kann. Machen Sie es sich und Ihrem Baby mit bequemen Anziehsachen gemütlich!

Die Werde-Kerze

Wer beobachtet nicht gerne die Flamme einer Kerze und lässt sich nicht gerne anstecken von der Stimmung, die sie verbreitet? Kerzen haben Tradition, an vielen Festtagen sind sie Teil eines Rituals, leuchten am Christbaum, auf dem Geburtstagstisch oder in der Kirche. Feuer ist eines der Ursymbole der Menschheit und gehört neben Wasser, Luft und Erde zu den vier Elementen, ohne die kein Leben auf der Erde möglich wäre. Feuer schützt und wärmt, es ist eine Lichtquelle, die die Dunkelheit vertreibt und Dinge wahrnehmbar werden lässt, die sonst im Verborgenen blieben.

Das Licht einer Kerze erhellt also nicht nur den Raum, die gelborange Farbe des Kerzenscheins vermittelt Wärme und Geborgenheit und tut unserer Seele gut. Kennen Sie das Gefühl, wenn Sie bereits im Spätsommer die länger werdenden Abende des Winters herbeisehnen und sich selbst mit einem Buch, einem schönen Tee und einigen Kerzen gemütlich im Wohnzimmer in eine kuschelige Decke gehüllt sehen? Es ist also wirklich kein Wunder, dass die Kerze auch als Symbol für Behaglichkeit, Zusammengehörigkeit und Liebe steht. Wäre eine Kerze also nicht ein perfekt passendes, liebevolles Symbol für die Zeit, die Ihr Baby in Ihrem Bauch verbringt? Mit jeder Stunde Brennzeit erzählt ihr Dahinschmelzen vom Fortschreiten der Zeit und erinnert daran, dass sich Ihr Baby weiterentwickelt.

Kreative Bastelzeit

- Suchen Sie, vielleicht gemeinsam mit Ihrem Partner, eine Kerze aus, die lange genug brennen wird – schließlich braucht das Werden seine Zeit. Oder gießen Sie die Kerze selbst aus alten Wachsresten, dann können Sie sie ganz nach Ihren eigenen Vorstellungen anfertigen.
- Welche Farbe soll die Kerze haben? Was, glauben Sie, passt zu der Persönlichkeit Ihres Babys? Eventuell werden Sie später schmunzeln, wenn Sie sich daran erinnern.
- Ganz individuell wird Ihre Werde-Kerze, wenn Sie sie selbst verzieren. Die Utensilien dazu, Wachsplatten, Wachsstifte oder auch fertig ausgestanzte Wachsbuchstaben und -symbole, finden Sie in vielen Bastelgeschäften. Sie können die Wünsche, die Sie für Ihr Baby haben, mit hübschen Motiven zum Ausdruck bringen oder seinen Namen auf der Kerze festhalten.
- Zünden Sie die Kerze jeden Tag zur gleichen Zeit an und machen Sie das Anzünden zu einer Zeremonie, bei der sie zum Beispiel eine der Übungen aus diesem Buch machen, um in Kontakt mit Ihrem Baby zu kommen. Ein schöner Anlass könnte auch die gemeinsame Mahlzeit mit dem Papa am Abend sein. Bei Kerzenschein schmeckt das Essen doppelt so gut. Und Ihr Baby ist mit dabei und profitiert von dem friedlichen und zuversichtlichen Gefühl, das sich dabei vielleicht in Ihnen ausbreitet.

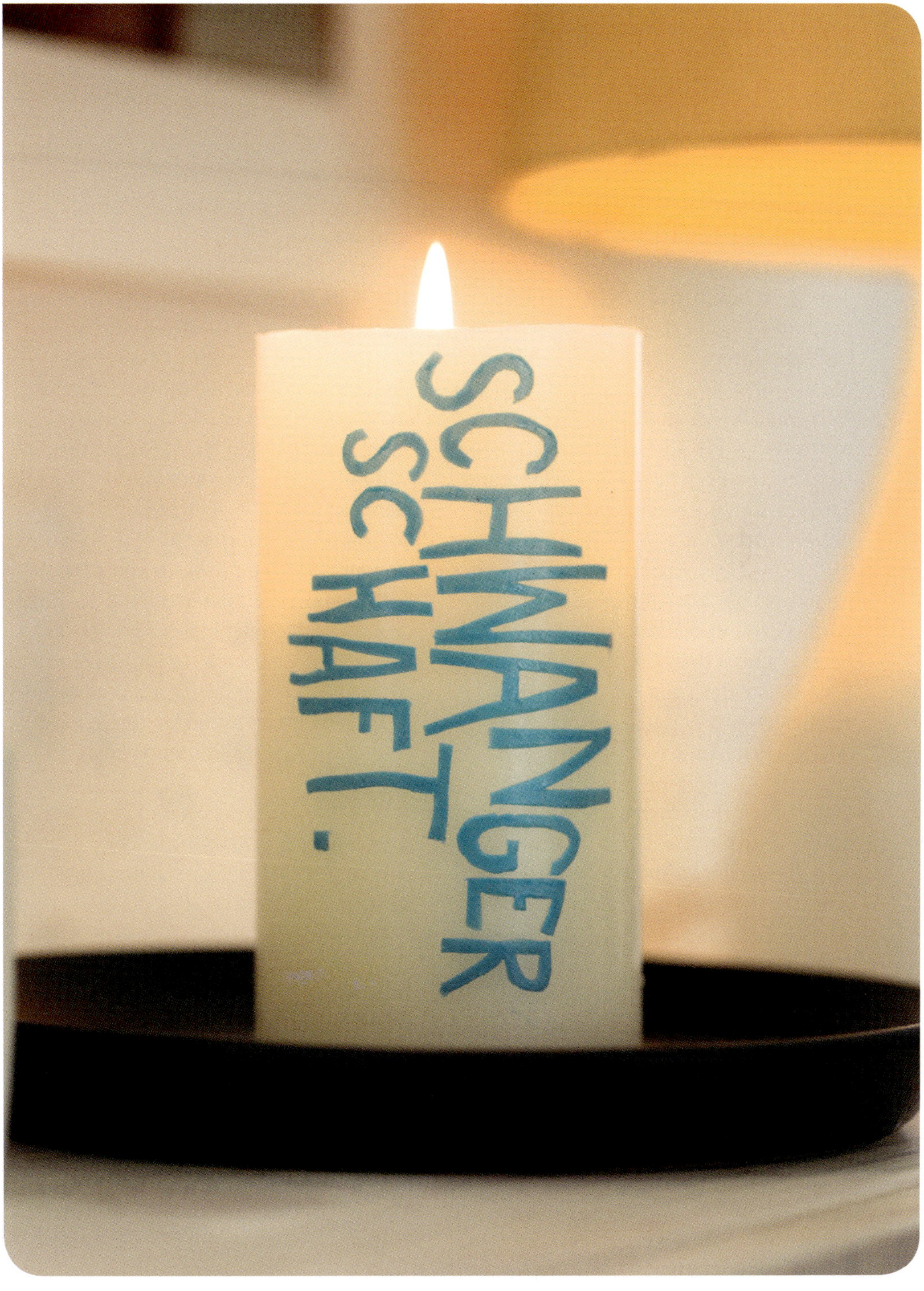
SCHWANGER
SCHAFT.

Mein Körper – Dein Körper

Wer seine eigenen Körpergrenzen wahrnehmen kann, ist im Vorteil. Wir brauchen diese Fähigkeit, um uns von anderen Menschen abzugrenzen oder uns selbst zu schützen. Wir brauchen ein Gefühl dafür, wo wir anfangen und wo wir aufhören. Was zu uns gehört und was nicht. Sind wir dazu nicht in der Lage, spüren wir uns selbst nicht und können zwischen den eigenen Bedürfnissen und Bedürfnissen unseres Gegenübers nicht unterscheiden.

Und so geht es auch Ihrem Baby. Es wächst zwar in der Welt Ihres Körpers heran, ist aber dennoch kein Teil Ihres Körpers, sondern von Anfang an ein eigenständiges Wesen, auch wenn es ihm noch an Reife fehlt.

Diese Unterscheidung fällt vielen Frauen schwer, vor allem, solange sie noch keine Kindsbewegungen spüren. Zu wissen, dass ein Baby im Bauch heranwächst, ist eine Sache, sich einen echten kleinen Menschen darin vorzustellen, ist hingegen nicht immer einfach. Natürlich ändert sich das schnell, wenn die ersten zarten Stupser fühlbar werden. Doch bis es so weit ist, hat das Baby manchmal schon die Hälfte seiner Entwicklungszeit im Mutterbauch hinter sich.

Es ist gut, für Sie und für Ihr Baby, wenn Sie es schon früh als eigenständige Person wahrnehmen. Dann fällt es Ihnen leichter, offen für seine individuelle Persönlichkeit zu werden und Ihrem Baby, so wie es ist, einen Platz in Ihrem Leben einzuräumen.

Das Baby als getrennt vom eigenen Körper zu wissen ist auch für den Geburtsprozess von großer Bedeutung. Warum? Stellen Sie sich vor, Sie möchten Ihr Baby zur Welt bringen und fühlen sich auf einer unbewussten Ebene noch ganz eins mit ihm. Möglicherweise fällt es Ihnen dann schwer, sich zu öffnen und Ihr Kind loszulassen. Die Geburt könnte anstrengender und länger sein, als wenn Sie sich selbst nur als Gefäß betrachten, das nicht mehr – nicht in der bisherigen Weise – gebraucht wird. Auch für Ihr Baby ist der Start ins Leben einfacher mit dem tiefen verinnerlichten Empfinden, »ganz« zu sein und einen eigenen Körper zu besitzen.

Jenö Raffai, einer der beiden Väter der vorgeburtlichen Bindungsanalyse, hat hierzu eine wunderbare Übung entwickelt. Mithilfe von inneren Bildern können Sie Ihrem Baby zeigen, wie toll es schon entwickelt ist. Auch für Sie selbst ist es eine wunderbare Schulung, sich selbst als vollständige Person mit einem eigenen Körper zu erspüren. Übrigens kann die Fähigkeit, die Grenzen zwischen sich selbst und seinem Gegenüber wahrzunehmen, auch für zwischenmenschliche Problemsituationen hilfreich sein. Denn damit erinnern wir uns daran, dass wir eigenständige Personen sind und die Kontrolle über unser Selbst haben.

Wahrnehmung der körperlichen Grenzen

Legen oder setzen Sie sich entspannt an einen für Sie angenehmen Platz. Aktivieren Sie Ihr inneres Auge und stellen Sie sich vor, wie sie Ihr Baby im Arm halten und sich gegenseitig ansehen. Das gelingt Ihnen ganz leicht, indem Sie Ihre wirklichen Augen schließen und – wie beim Träumen – sich bei geschlossenen Augen die gewünschten Szenen vorstellen als würden Sie sie tatsächlich erleben oder einen inneren Film betrachten.

Stellen Sie sich also nun vor, wie Sie z.B. auf Ihren Mund deuten und in Gedanken zu Ihrem Baby sagen: »Schau, das ist mein Mund. Damit kann ich zu dir sprechen oder Essen zu mir nehmen. Oder Papa und dich küssen. Du hast auch einen Mund«. Und dann zeigen Sie Ihrem Baby seinen Mund.

Zeigen Sie Ihrem Baby so Schritt für Schritt seine Sinnesorgane (Mund, Nase, Augen, Ohren, Haut), seine Körperteile mit Armen, Händen und Fingerchen, Beinen, Füßchen und Zehen, sowie sein wichtigstes inneres Organ, das Herz. Wenn Ihnen oder Ihrem Baby die Lust vergeht, dann setzen Sie das Spiel zu einem anderen Zeitpunkt fort. Es lässt sich leicht auf mehrere Treffen verteilen und natürlich auch beliebig oft wiederholen. Vor allem im letzten Drittel der Schwangerschaft ist dieses Spiel eine tolle Vorbereitung auf die Geburt.

Deuten Sie zu Beginn immer zuerst auf Ihren eigenen Körperteil, benennen Sie ihn und zeigen Sie dann Ihrem Baby, wo es seine Entsprechung findet. Das funktioniert auch mit inneren Organen. Denn im Gegensatz zur Realität kann man sie vor dem inneren Auge sichtbar machen. Teilen Sie Ihrem Baby mithilfe der inneren Bilder mit, dass es alles Notwendige selbst besitzt, um nach der Geburt außerhalb des Mutterleibs leben zu können.

Wenn das Spiel in dieser Form langweilig geworden ist, können Sie die Rollen auch wechseln und das Baby darf Ihnen mal alles zeigen. Sie werden erstaunt sein, was es schon alles über seinen Körper weiß.

Ihr Baby wächst und gedeiht

Ab der 20. Woche können Sie Ihr Baby schon spüren und der Kontakt zu ihm wird deutlicher. Mit Ritualen, Spielen und gemeinsamem Spaß intensivieren Sie den gegenseitigen Austausch.

Spielplatz Mamabauch

Fröhlichkeit und Positiv-Sein produzieren im Körper ganz andere Signale als sanfte Zuwendung und tief empfundene Liebe. Freude und Spaß zu haben ist gesund! Lachen kräftigt den Herzmuskel, senkt den Blutdruck, vertreibt die Stresshormone aus dem Körper und schafft so Platz für förderliche Botenstoffe. Aus den Zutaten Endorphin, Oxytocin, Dopamin und Serotonin kann Ihr Gehirn für jede Facette freudvoller Momente einen einzigartigen Glückscocktail mixen. Diese Hormone gehören zum Belohnungssystem des Körpers und wir fühlen uns gut, fröhlich und ausgelassen, wenn sie ausgeschüttet werden. Konsumdrogen wie Nikotin und Alkohol stimulieren die Rezeptoren der Belohnungszentren ebenfalls, doch sind sie nicht gerade empfehlenswert, wenn Sie schwanger sind, und

es versteht sich natürlich von selbst, dass die Ausschüttung von Glückshormonen jetzt möglichst ohne Hinzuziehung von Hilfsmitteln erfolgen sollte.

Die Prägung bezüglich der Ausbildung des Belohnungssystems und der Produktion und Wirkung der Gefühlshormone beginnt bereits vor der Geburt: Eingebunden in die körperlichen Vorgänge, hat das Baby schon während der Schwangerschaft Teil an dem Botenstoffcocktail seiner Mutter. Ihr Spaß und ihre Freude an den gemeinsamen Momenten geben dem Baby das Gefühl, willkommen und Teil von etwas Schönem zu sein. Denn die Botenstoffe der Mama treten in Babys Organismus ein und teilen diesem mit, dass das Leben Grund zu Freude und Wohlgefühl gibt. Wer mag da nicht gerne wachsen und gedeihen, um dieses Leben kennenzulernen?

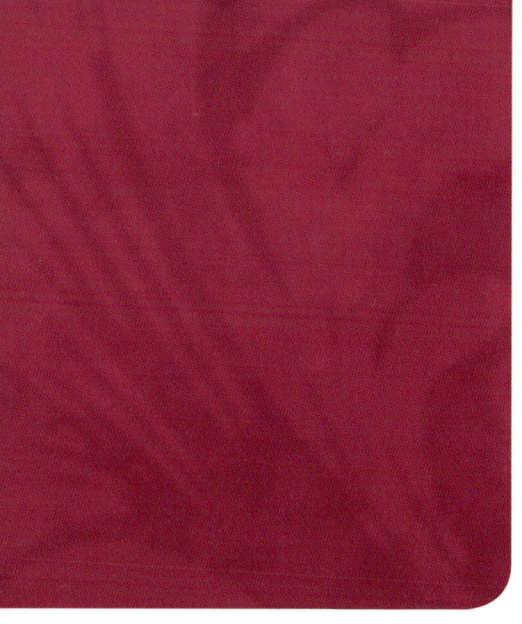

dürfnis nach Ruhe. Es könnte sein, dass es sich gerade ausruht oder schläft, dann fühlt es sich durch die Aufforderung vielleicht gestört!

- Wenn Sie möchten, können Sie sich auch auf einer geistigen Ebene treffen! Stellen Sie sich dabei vor Ihrem inneren Auge vor, was Sie und Ihr Baby miteinander machen. Probieren Sie es aus – Sie werden erstaunt sein, wie Ihr Baby darauf reagiert.
- Indem Sie das Verhalten Ihres Babys gut beobachten, können Sie herausfinden, zu welchen Zeiten es besonders aufmerksam und spielbereit ist. Dann können Sie ihm mit Ihrem Spielangebot die meiste Freude bereiten.
- Und natürlich ist auch der Papa ein hervorragender Spielpartner für sein ungeborenes Kind!
- Haben Sie bei Ihrem Baby Phasen entdeckt, in denen es besonders fit zu sein scheint? Dann führen Sie doch zu diesen Zeiten eine regelmäßige Familien-Spiel-Stunde ein und machen Sie daraus ein festes Ritual, an dem Sie auch nach der Geburt festhalten können.

Spielstunde mit Ihrem Baby

- Spielen Sie mit Ihrem Baby. Gehen Sie in Kontakt mit ihm und haben Sie Spaß miteinander!
- Legen Sie beispielsweise eine Ihrer Hände auf eine Seite des Bauches und warten Sie. Wenn Ihr Baby nicht schläft, wird es sich über kurz oder lang in Ihre Hand kuscheln. Streicheln Sie es liebevoll, eh Sie die Seite wechseln, um Ihr Baby dorthin zu locken.
- Sie können auch ein knuffiges Spiel mit Ihrem Baby spielen: Wenn es Sie tritt, stupsen Sie es liebevoll zurück. Oder locken Sie es mit einem kleinen zarten Knuff. Warten Sie auf jeden Fall, bis es reagiert, bevor Sie weitermachen.
- Finden Sie heraus, welche Spiele Ihnen beiden Spaß machen und wie Sie das gemeinsame Spiel variieren können.
- Wenn Ihr Baby nicht auf Ihr Spielangebot reagiert, respektieren Sie sein Be-

Ihr Baby liebt Rituale

Rituale geben unserem Leben Rhythmus und schaffen Ordnung, Verlässlichkeit und Vorhersehbarkeit, und vermitteln dadurch ein Gefühl von Sicherheit. Sie bergen einen ganz eigenen Zauber und dienen darum überall und seit jeher Menschen als Orientierung. Höflichkeiten im zwischenmenschlichen Umgang sind Rituale, aber auch wiederkehrende Ereignisse wie das tägliche gemeinsame Essen oder der liebevolle abendliche Gutenachtkuss, ebenso Feste wie Geburtstage, Hochzeiten, Geburten, oder Weihnachten und Ostern.

Ihr Baby weiß noch nichts über Regelhaftigkeit und Sicherheit, und trotzdem spielt beides für Ihr Ungeborenes bereits eine große Rolle. Schon in Ihrem Bauch nimmt Ihr Baby alle Signale auf, die Ihr Körper aussendet. Diese können regelmäßig oder auch chaotisch sein und damit mehr oder weniger Orientierung bieten. Helfen Sie Ihrem Baby schon vor der Geburt, geregelte Abläufe kennenzulernen und daraus ein Gefühl der Sicherheit zu entwickeln, in dem Sie wiederkehrende Punkte in Ihrem Tagesablauf (Mahlzeiten, Ruhezeiten und aktive Phasen, Schlafen und Wachen und so weiter) in eine regelmäßige Struktur einbinden. Auch die Zeiten, in denen Sie sich mit Ihrem Baby treffen, Ihnen beiden eine aktive Auszeit einräumen, können Sie fest in Ihrem Tagesplan reservieren. Alles, was sich in gleichmäßigem Rhythmus wiederholt, vermittelt Ihrem Baby mit der Zeit ein Gefühl der Verlässlichkeit und der Sicherheit. Das sind ideale Voraussetzungen für eine glückliche Entwicklung.

Regelmäßig wiederkehrende Ereignisse sind zudem wichtig für die Ausbildung von Erwartungshaltungen. Dies geschieht auffallend häufig bei den ungeborenen Babys bindungsanalytisch begleiteter Mütter: Sie warten tatsächlich auf den Besuch ihrer Mama. Weil die Bindungsanalysesitzungen immer am selben Wochentag zur selben Uhrzeit durchgeführt werden, haben die Babys oft schon nach wenigen Treffen gelernt, was kommen wird, und freuen sich darauf. Die Kleinen zeigen dies am häufigsten durch aufgeregte Bewegungen zu Beginn der Stunde. Das ändert sich schlagartig, wenn sich die Mama ihrem Baby zuwendet. Dann kehrt umgehend Ruhe ein im Bauch.

In fortgeschrittenem Stadium der Schwangerschaft lässt sich diese abrupte Veränderung oft auch von außen erkennen, denn die zunächst ziemlich bewegte Bauchdecke beruhigt sich schnell, wenn Mama und Baby in Kontakt kommen. Es ist immer wieder berührend, dieses Phänomen beobachten zu dürfen. Es stärkt das Vertrauen der Mutter in ihre Wahrnehmungsfähigkeit und die Unsicherheit, sich vielleicht alles nur einzubilden schwindet. Dann ist sie da, die Gewissheit, dass das Baby wirklich ein echtes Interesse an der vorgeburtlichen Kommunikation mit seiner Mama hat.

The same procedure …

- Ungeborene Babys mögen Regelmä-ßigkeit, deshalb sollten Sie sich in der Schwangerschaft regelmäßige Auszeiten und bewusst erlebte Momente gönnen, in denen Sie nur für sich oder für sich und Ihr Baby da sind.
- Wenn es Ihnen guttut, die Füße hochzulegen, dann planen Sie hierfür eine regelmäßige Pause ein. So gehört der Augenblick nur Ihnen und Ihren schweren Beinen.
- Nehmen Sie sich Zeit, Ihre Mahlzeiten bewusst und auch für das Auge liebevoll zuzubereiten. Dann schmecken sie noch besser!
- Auch Ihr Baby freut sich auf wiederkehrende Zeiten, in denen Sie mit ihm in Kontakt treten und sich ganz und ausschließlich ihm widmen. Finden Sie einen Ort und einen Zeitpunkt, der einen festen Raum in Ihrem Tagesablauf einnehmen kann, an dem Sie sich mit Ihrem Baby gedanklich treffen. So wird es bald lernen, dass es sich schon auf Ihren Besuch freuen kann.
- Vielleicht möchten Sie Ihr Treffen mit liebevollen gedanklichen oder auch mit ganz realen Streicheleinheiten über den Bauch verbinden? Vielleicht mit einem tollen Massageöl? Dann wird Ihr Treffen auch für Ihre Nase zum Erlebnis!
- Viele Babys, die schon vor der Geburt solche Schmuseeinheiten kennengelernt haben, scheinen sich nach der Geburt an diese Rituale zu erinnern und genießen sie auch dann noch sichtbar.

- Lesen Sie selbst gerne und freuen Sie sich schon darauf, Ihrem Kind später die Kinderbücher vorzulesen, die Sie selbst so geliebt haben? Warum bis nach der Geburt warten? Lesen Sie doch ruhig jetzt schon Ihrem ungeborenen Kind jeden Abend, wenn Schlafenszeit ist, immer dieselbe Geschichte vor, oder singen Sie ihm ein Gutenachtlied, wenn Sie das schöner finden. Ihr Baby wird sich an die Geschichte oder das Lied gewöhnen und sie nach der Geburt wiedererkennen.
- Auch hier kann sich der werdende Papa ganz wunderbar einbringen und das Baby so auf liebevolle Weise mit seiner Stimme und seinen Berührungen vertraut machen.
- Wenn Sie und Ihr Partner die Zeremonie regelmäßig in einer ruhigen Atmosphäre durchführen, wird es für Sie und Ihr Baby zu einem gemeinsamen beruhigenden Abendritual. Daran können Sie nach der Geburt anknüpfen und Ihr Baby mit der Geschichte oder der Melodie leichter beruhigen und in den Schlaf begleiten.

Der Zirkel der weisen Frauen

Schwanger zu sein bedeutet, einer neuen Generation den Weg ins Leben zu bereiten. Es wird Leben geschenkt! Das ist eine großartige Gabe, die oft viel zu wenig Beachtung findet, und auch wir Frauen sind uns häufig dieses Wertes nicht richtig bewusst.

Warum ist die weibliche Bewusstheit der eigenen Reproduktionsfähigkeit so wichtig? Schließlich gilt Fruchtbarkeit als eine Sache, über die man sich nicht viele Gedanken machen muss. Die Frage ist: Wie natürlich gehen wir tatsächlich mit Schwangerschaft und Geburt um? Wie viel Natürlichkeit gestehen wir dem Schwanger-Sein zu?

Taucht nicht auf der einen Seite das Idealbild der glücklichen werdenden Mutter auf, die schützend die Hände auf ihren Bauch legt? Und auf der anderen Seite die fürsorgliche Frau, die nur dem Bild einer verantwortungsbewussten Mutter entspricht, wenn sie alle medizinischen Möglichkeiten der Vorsorge in Anspruch nimmt? Inwieweit lassen wir zu, dass die Gedanken über unsere weibliche Fortpflanzungsfähigkeit von Meinungen und Ansichten anderer beeinflusst werden?

Woher kann eine Frau, die fühlt, dass sie zwischen diesen Stühlen sitzt, die Souveränität, Ruhe und Gelassenheit schöpfen, die sie unabhängiger machen von äußeren Einflüssen und die der Nektar sind für eine gelingende Schwangerschaft?

Über alle Kulturen und Generationen hinweg ist eine tiefe Weisheit um Fruchtbarkeit, Reifen und Verlust entstanden. Es gab eine Zeit, da wurden Frauen, die selbstbewusst mit diesem Wissen umgingen, als Hexen verfolgt und sogar getötet, dabei waren sie doch nicht mehr als das: eben jene weise Frauen, die sich ihrer Stärken bewusst waren und sie auch zu nutzen wussten. Die Zeiten der Hexenverfolgung sind zum Glück lange vorbei, doch aus diesem Pool der weisen Frauen kann jede werdende Mutter auch weiterhin schöpfen, wenn sie dies möchte und wenn sie bereit ist, den Zugang dazu in sich selbst zu finden. Suchen Sie nach eigenen inneren Bildern, die es Ihnen ermöglichen, diese Kraft zu spüren, und die Sie zu einer weisen Frau werden lassen. Wenn Sie sich Ihrer Stärke und Macht bewusst sind, können Sie sie als große Kraftquelle nutzen. Feiern Sie deshalb Ihre Weiblichkeit und Ihre Fähigkeiten als Frau, die mit der Schwangerschaft offenbar werden.

Viele Frauen spüren während der Schwangerschaft diese Energie und fühlen sich selbstbewusster und selbstsicherer. Aber ebenso viele Frauen werden ängstlich, wenn sie an die Schwangerschaft selbst und die Vorstellung von ihrer Zukunft als Frau, Berufstätige, Partnerin und Mutter denken.

Mit dieser Angst sind Sie nicht allein. Machen Sie sich bewusst, dass ihr schon viele Frauen vor Ihnen begegnet sind und auch nach Ihnen noch begegnen werden. Sie sind also Teil einer langen, generationenübergreifenden Reihe von Frauen, die in der Vergangenheit schwanger waren und die es alle geschafft haben, ihr Kind auszutragen, es zu gebären und mit all ihrer Weiblichkeit, ihrer Kraft, aber heutzutage natürlich auch mit der Emanzipation, eine tolle Mutter zu sein. Mit all diesen vielen erfahrenen Frauen teilen Sie nun das Gefühl und die Erfahrung, Mama zu werden. Und bereiten damit gleichzeitig unzähligen Frauen, die nach Ihnen Mutter werden, den Weg.

Treten Sie dem Zirkel bei!

• Machen Sie es sich gemütlich und schließen Sie die Augen. Stellen Sie sich vor Ihrem inneren Auge vor, wie Sie vor die Gemeinschaft der weisen Frauen treten. Lassen Sie sich von ihnen herzlich begrüßen und in ihre Gruppe aufnehmen. Sie sind nun ein Teil von ihnen und werden eingeladen, Ihre Schwangerschaft als Initiationsritual mit ihnen zu feiern. Männer haben hier absolut keinen Zutritt. Die weisen Frauen nehmen einander nun an den Händen, bilden einen großen Kreis und geben Ihnen Ihren Platz unter ihnen. Alle Frauen hier sind Mütter, haben bereits ein Kind zur Welt gebracht. Sie alle haben es erfolgreich geschafft. Spüren Sie die Kraft, die von ihnen ausgeht? Spüren Sie, wie Kraft und Zuver-

sicht in Ihnen selbst wachsen! Machen Sie sich bewusst, dass Sie das Wissen und die Fähigkeit, Mutter zu werden, bereits in sich tragen. Die Gabe ist seit Jahrtausenden in unserer Weiblichkeit verankert und auch Ihnen wurde sie in die Wiege gelegt. Sie brauchen nur Ihrem inneren Weg zu folgen. Öffnen Sie Ihre Wahrnehmung nun auch für Ihr Baby. Denn es ist Ihr Baby, das Sie selbst zu einer weisen Frau macht. Spüren Sie, wie Sie gemeinsam ein Team bilden, das die Aufgabe der Schwangerschaft erfolgreich meistern wird.

• Sie haben doch bestimmt schwangere Freundinnen, mit denen Sie sich regelmäßig treffen. Fühlen Sie sich nicht manchmal wie ein kleiner Hexenzirkel, und Ihre Treffen haben eigentlich schon rituellen Charakter? Sprechen Sie über Ihre Weiblichkeit, Ihre Kraft, die Energie, die die Schwangerschaft bei Ihnen freisetzt, aber auch über Ihre Sorgen und Ängste. Machen Sie sich gemeinsam stark für die Zeit, die nun folgt, gemeinsam sind Sie unschlagbar!

Wir Wasserwesen

Wir alle stammen aus dem Wasser. Alles Leben ist im Wasser entstanden – das Wasser war die Grundvoraussetzung für jegliches Dasein auf unserem blauen Planeten und auch heute noch besteht unser Körper zu 70 % aus Wasser. Auch wenn wir Menschen inzwischen keine Wassertiere mehr sind, Ihr Baby im Bauch ist eines. Es schwimmt wohlbehütet im warmen Fruchtwasser, das es schützt und ihm ein Gefühl der Schwerelosigkeit verleiht. Damit ist das Im-Wasser-Sein ein tiefgreifender Teil unserer Körpererfahrung. Dass sich unser Körper an diese frühen Erfahrungen erinnern kann, lässt sich an Neugeborenen beobachten: Ermöglicht man ihnen ein Bad in warmem Wasser, entspannen und beruhigen sie sich. Das Baden ist also durchaus mehr als ein Akt der Körperpflege. Auch beim Babyschwimmen kann man die Erfahrung machen, dass Säuglinge ein natürliches Verhältnis zum Wasser haben und sich beim Schwimmen und Tauchen sichtlich wohlfühlen. Haben Sie sich denn schon überlegt, ob Sie mit Ihrem Kind – wenn es dann auf der Welt ist – zum Babyschwimmen gehen möchten? Und wie geht es Ihnen selbst im feuchten Element? Auch Sie waren vor langer Zeit als ungeborenes Baby im Bauch ihrer Mutter und umgeben von warmem Fruchtwasser. Welche Gefühle empfinden Sie beim Baden?

Ganz in unserem Element …

- Genießen Sie gemeinsam mit Ihrem Baby schon in der Schwangerschaft die schönen Empfindungen, die ein gemütliches Bad in der Wanne – oder im Thermalbad – mit sich bringen. Mit Papa gemeinsam zu baden macht daraus sogar ein Familienerlebnis, und auch ihn könnte die Erinnerung an die Zeit vor seiner Geburt bereichern!
- Treten Sie ein in die Welt Ihres Babys! Erspüren Sie, was es im Augenblick in seiner flüssigen Umgebung fühlen könnte. Vielleicht freut es sich über Ihre Gedanken und fühlt sich so wohl, dass es in Ihrem Bauch aktiv wird und Ihnen sein Wohlbefinden auf diese Art mitteilt.
- Tauchen Sie auch einmal Ihre Ohren unter die Wasseroberfläche und lauschen Sie in sich hinein und zu Ihrem Baby hin. Vielleicht erlaubt Ihnen Ihre Phantasie, zurück in den Mutterleib zu reisen und für kurze Zeit mit den Ohren eines Ungeborenen zu hören. Oder Sie sind in Gedanken ganz bei Ihrem Baby und schwimmen mit ihm gemeinsam eine Weile im warmen Fruchtwasser.

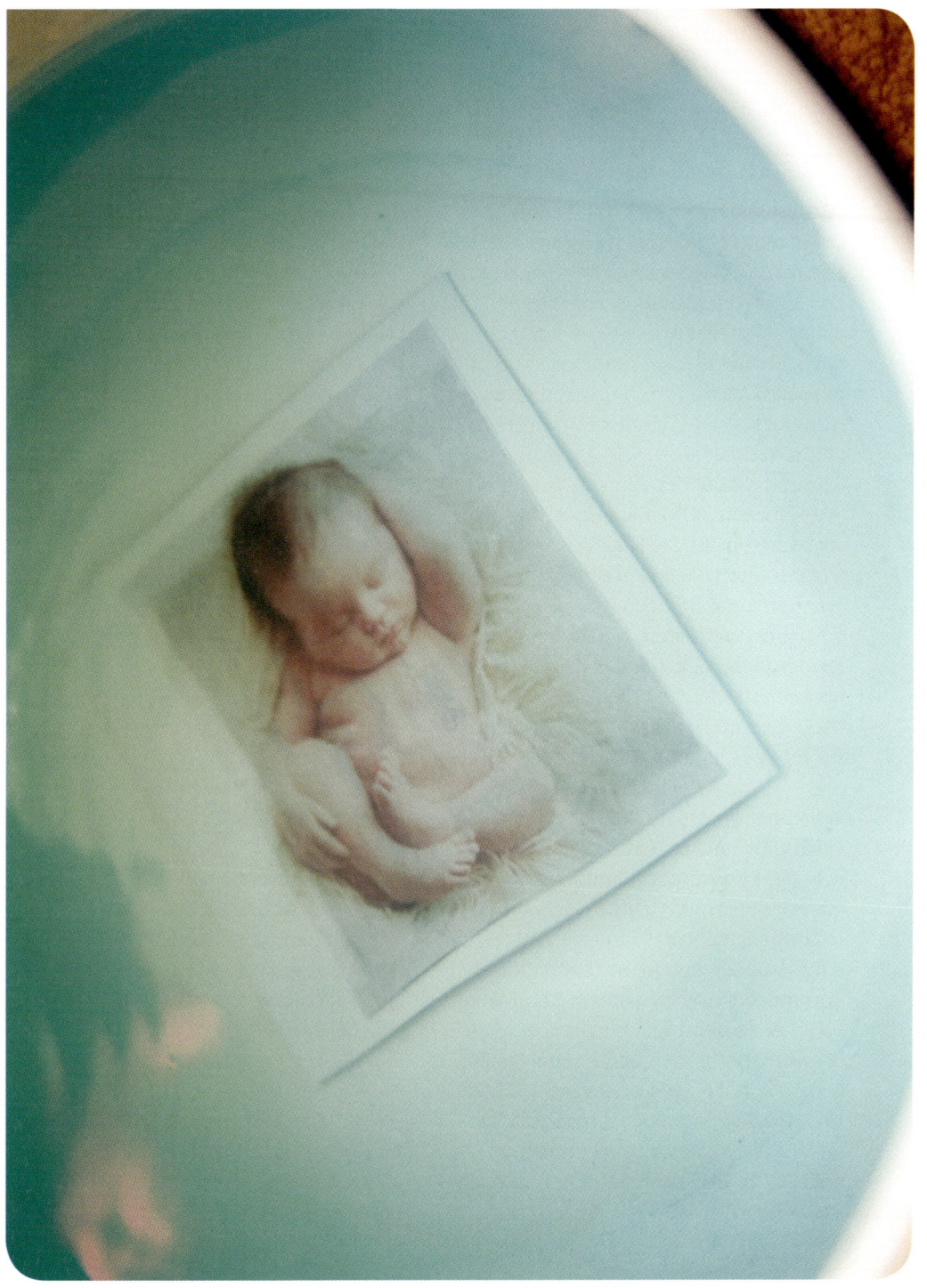

Die Angst im Griff

Was passiert eigentlich mit Ihrem Ungeborenen, wenn sich ängstigende Gedanken in Ihrem Gehirn breitmachen? Das limbische System, zuständig für die emotionale Bewertung von Situationen, meldet dem gesamten Organismus, dass Gefahr in Verzug ist. Dieser reagiert prompt über die Ausschüttung von Stresshormonen wie Adrenalin und Cortisol und richtet sich auf Kampf- oder Fluchtverhalten ein: Ihre Muskeln spannen sich an, die Gefäße der inneren Organe werden eng gestellt, damit den Muskeln mehr Blut zum Handeln zur Verfügung steht, Ihr Herz schlägt schneller, der Blutdruck steigt und die Atmung wird oberflächlicher. Die Folge für Ihr Baby: Es wird von Ihrem Körper schlechter versorgt.

Während Sie also um Ihr Baby besorgt sind und alles tun, damit es ihm gut geht, teilt Ihr Körper Ihrem Kind etwas ganz anderes mit: Hier ist etwas nicht in Ordnung! Und das fühlt sich für Ihr Baby gar nicht gut an. Statt von Ihnen auf hormonellem Weg Trost und Beruhigung zu erfahren, wird sein kleiner Körper Ihren Stresshormonen und – wenn Sie ein Baby-TV-Junkie sind – unnötig häufigen Ultraschalldruckwellen ausgesetzt. Wir wissen nicht, was es dabei empfindet, aber für Ihr Baby wäre es sicher schöner, wenn Sie mehr Vertrauen in sich selbst und in den Kontakt zu ihm entwickeln würden als in die Technik.

Ein kleines Areal im Gehirn ist an der Entstehung von Angstgefühlen beteiligt, der sogenannte Mandelkernkomplex (Amygdala). Er bewertet unsere Sinneseindrücke und sagt uns, was gut und was schlecht ist, angenehm und unangenehm. Die Entwicklung der Amygdala beginnt schon sehr früh, zwischen der 5. und 7. Schwangerschaftswoche, und ihre spätere Funktion wird mitgeprägt durch die Erfahrungen, die ein Baby vorgeburtlich macht. War es während der Schwangerschaft viel Stress und Belastungen ausgesetzt, reagiert sein Mandelkern nach der Geburt leichter negativ auf Reize in seiner Umwelt als bei Babys ausgeglichener Mamas. Kein Wunder also, dass vorgeburtlich gestresste Babys nach der Geburt mehr schreien, unruhiger sind und sich schlechter beruhigen lassen als ihre entspannten Altersgenossen. Klingt nicht gut, darum lassen Sie uns etwas dagegen tun!

Wissenschaftler haben festgestellt, dass der Mandelkern auf einen erhöhten Säuregehalt im Blut reagiert. Dieser kommt zustande, wenn zu wenig Sauerstoff vorhanden und zu wenig Kohlenstoffdioxid abgeatmet wird. Das Gehirn wertet dies als drohende Gefahr und löst ein Angstgefühl aus. Es ist nicht überraschend, dass Schwangere leicht in diesen Zustand geraten: ihr Körper braucht ja deutlich mehr Sauerstoff, um genügend Energie für das Mehr an Durchblutung und Stoffwechsel bereitstellen zu können. Darum ist der wichtigste erste Schritt bei

Ängsten und Sorgen, Ihr Gehirn erst einmal mit reichlich Frischluft zu versorgen. Mit klarem Kopf findet man dann meist auch die besseren Lösungen.

Ein weiteres Helferlein gegen die Angst ist das Bindungshormon Oxytocin. Es wird ausgeschüttet, das wissen Sie sicher bereits, wenn liebevolle Gefühle, Zärtlichkeit und Zuwendung im Spiel sind. Und es wirkt dämpfend auf die Aktivität des Mandelkernkomplexes. Lassen Sie sich also von Ihrem Partner verwöhnen, wenn ihm das möglich ist. Das Nest der Sicherheit und Geborgenheit, das er Ihnen bietet um Ihre Angst zu vertreiben, wird auch auf Ihr gemeinsames Kind wirken. Doch gilt weiterhin »Selbst ist die Frau«. Denn die Oxytocinausschüttung, die die Hinwendung zum Baby in Ihrem Gehirn auslöst, sorgt zudem dafür, dass Ihre Angstgefühle an Macht verlieren.

Angst? Ohne mich!

- Versuchen Sie sich mal als Schatzsucherin. Folgen Sie der Spur Ihrer Angst und suchen Sie in sich selbst nach ihrem Ursprung. Meistens ist es ein Bedürfnis, das sich hinter der Angst versteckt. Wenn Sie dieses erkennen, eröffnen sich Ihnen plötzlich ganz neue Möglichkeiten zu reagieren.
- Lassen Sie Ihre Liebe zu Ihrem Baby fließen und erklären Sie ihm, woher Ihre sorgenvollen Gedanken kommen. Eine liebevolle innere Haltung versorgt Ihr Baby mit positiven Botenstoffen, die

ihm sagen, dass es sich in Ihrem Bauch sicher und geborgen fühlen kann.
- Ängste machen unseren Körper, unser Denken und unser Fühlen eng. Sogar unsere Zellen reagieren so. Wirken Sie den Körperreaktionen entgegen, die Ihre Ängste in Ihnen auslösen, indem Sie versuchen, sich bewusst zu entspannen, und auf eine ruhige, tiefe Atmung achten.
- Fühlen Sie sich stolz und gesund! Zeigen Sie dies ruhig durch eine aufrechte Körperhaltung. Wenn Sie in sich zusammengesunken sind ist eine gute Sauerstoffaufnahme nicht möglich. Und das Selbstwertgefühl leidet mit.
- Regelmäßige Entspannungsübungen wie Autogenes Training, Meditation oder progressive Muskelrelaxation fördern die Fähigkeit, Anspannungen in den Muskeln schnell abzubauen. Durch entspannte Muskulatur wird Ihr Blut leichter fließen, was auch die Versorgung des Babys verbessert.
- Scheuen Sie sich nicht, professionelle Hilfe in Anspruch zu nehmen, wenn Ihre Ängste Sie gar nicht loslassen wollen. Sie sorgen damit nicht nur gut für sich selbst, sondern auch für Ihr Baby.

Die Kraft der Berührung

Die meisten Menschen überkommt ein wohliges Gefühl, wenn sie körperlich berührt werden. Nicht ohne Grund lieben Menschen Streicheleinheiten und Massagen, und doch wird Körperkontakt in unserer Gesellschaft eher stiefmütterlich gepflegt. Das ist schade, denn beim Austausch von Zärtlichkeiten neutralisiert der Körper Stresshormone, die bei Angst und Belastung ausgeschüttet werden.

Die Fähigkeit, Berührung wahrzunehmen, besitzen schon Einzeller, obwohl sie weder Nervenzellen noch ein Nervensystem haben. Es handelt sich also um ein ganz grundlegendes und daher bedeutsames Prinzip. Kein Wunder, dass sich der Tast- oder Berührungssinn, noch vor dem Hör- und Sehsinn, als erstes Sinnessystem entwickelt, denn vermutlich dient er als neuronale Grundlage für alle nachfolgenden Sinnessysteme. Schon in der achten Schwangerschaftswoche reagiert ein Ungeborenes auf zarte Berührungen in der Mundgegend. Es sucht geradezu nach Berührungsreizen, indem es sich immer wieder entlang seiner räumlichen Begrenzung bewegt, um sich selbst mit seinem Körper in Kontakt zu bringen und die Begrenzung des Mutterleibs zu spüren.

Wir haben ein sehr feines Gespür für die Qualität von Berührung und können sehr gut unterscheiden, wie sie gemeint ist: wohlmeinend, zärtlich, erregend, persön-

lich, neutral oder auch zufällig. Bereits im Mutterleib ist Ihr Baby in der Lage, aufgrund der biochemischen Verbindung zusätzlich zu den reinen Berührungsreizen deren emotionale Qualität wahrzunehmen, was sich auf die Entwicklung seiner eigenen positiven oder negativen Körperwahrnehmung auswirken kann.

Nebenbei bemerkt: Beim liebevollen Streicheln schüttet der Körper Oxytocin aus. Das ist das Hormon, das bei der Geburt für die Wehentätigkeit sorgt. Nach der Geburt, sorgt es für die überwältigenden Gefühle von Liebe, die Mütter gleich für ihre frisch geborenen Kinder haben und die den Geburtsschmerz innerhalb von Sekunden vergessen machen. Außerdem wird Oxytocin beim Orgasmus in großen Mengen ausgeschüttet und fördert so auch nachhaltig die Paarbeziehung. Dieses Hormon ist also ein wahrer Tausendsassa und wird daher zu Recht Liebeshormon genannt (siehe dazu auch »Oxytocin – Vorgeburtliche Bindung schützt das Kind«, Seite 76.)

Sich im eigenen Körper wohlzufühlen ist ein Geschenk – und nicht immer selbstverständlich. Es gibt durchaus Zeiten, in denen wir uns in unserer Haut nicht so richtig wohl fühlen. Das kann situationsbedingt auftreten, mit Krankheit oder Unwohlsein verbunden sein, aber auch ein grundsätzliches Lebensgefühl darstellen. Wie viel Wohlgefühl Ihr Baby erfährt, können Sie schon während der Schwangerschaft beeinflussen, denn es ist ja bereits im Mutterbauch empfänglich für Zärtlichkeiten. Ist das nicht wunderbar? In der Regel wissen wir ganz instinktiv, wie wichtig Berührungen für uns sind und wie gut sie uns tun. Trotzdem schadet es überhaupt nicht, wenn wir uns hin und wieder daran erinnern und auch unseren Ungeborenen regelmäßige Streicheleinheiten zukommen lassen.

Streicheleinheiten für Ihr Baby

- Auch wenn es noch in Ihrem Bauch ist: Ihr Baby findet es toll, berührt zu werden. Da könnte auch der Papa gut Hand anlegen. Vielleicht lässt er sich für ein abendliches Bauchstreichelritual gewinnen und kann damit gleich zweien seiner liebsten Menschen etwas Gutes tun!
- Wenn Ihr Baby ein Lebenszeichen von sich gibt, dann antworten Sie ihm mit Streicheln oder einem leichten Stups zurück. So können Sie es wissen lassen, dass Sie es wahrgenommen haben. Oft entsteht allein daraus eine im wahrsten Sinne des Wortes berührende Kommunikation.
- Sprechen Sie mit Ihrem Baby, während Sie es streicheln. Sie können ihm zum Beispiel sagen: »Ja, ich bin da, Baby« oder »Das gefällt dir, nicht wahr?« Auf diese Weise lernt es, Ihre Stimme mit dem angenehmen Gefühl, gestreichelt zu werden, zu verknüpfen.
- Wenn Ihr Baby noch zu klein ist, um Ihre Berührungen durch die Bauchdecke zu fühlen (aber natürlich auch später noch), können Sie es rein auf dem gedanklichen Weg, in Ihrer Vorstellung, streicheln oder massieren. Stellen Sie sich dabei vor, wie Sie es täten, wenn Ihr Baby schon auf der Welt wäre. Vielleicht entdecken Sie sogar, was es am liebsten mag. Ihr Körper wird Ihre Gedanken und Gefühle in seine Sprache übersetzen und sie dem Baby mitteilen – egal, wie alt es ist. Und Ihr Kind wird darauf reagieren!
- In der Bindungsanalyse haben wir schon oft die Erfahrung gemacht, dass ein Baby, dem während der Schwangerschaft beispielsweise das Füßemassieren oder das Rückenstreicheln am meisten gefiel, diese Vorliebe auch nach der Geburt zeigte. Ist das nicht erstaunlich? Welche Vorliebe hat Ihr Baby? Finden Sie es heraus!
- Tragen Sie am besten Kleidung, die Ihrem Baby Bewegungsfreiheit lässt. Ihr Bauch kann dann nachgeben, wenn Baby sich bewegen will. Unelastische, straffe Stoffe und engsitzende Schnitte lassen ihm hingegen wenig Spielraum. Die meisten Babys finden das nicht toll.
- Sie erkennen an seinen Bewegungen, wie sich Ihr Baby fühlt. Wohlgefühl wird es vermehrt mit weichen Bewegungen ausdrücken, bewegt sich Ihr Baby hingegen ruppig und wenig fließend, drückt es damit eher seinen Unmut aus.

Melodien für Babys Seele

Klänge und Rhythmen bewegen. Nicht nur die Haarzellen im Innenohr, nein, den ganzen Menschen, ganze Menschengruppen. Klänge und Rhythmen haben etwas Verbindendes, Musik stärkt das Zusammengehörigkeitsgefühl zwischen uns Menschen. Überall auf der Welt lösen die gleichen Klänge die gleichen Gefühle aus, und zwar unabhängig von der Kultur des jeweiligen Umfelds.

Über die Melodie und den Rhythmus von Klängen werden Gefühle transportiert. Musik und Emotionen sind eng miteinander verknüpft, denn Musik regt dieselben Hirnareale an, die mit angenehmen und unangenehmen gefühlsmäßigen Zuständen in Verbindung stehen. Menschen, die Schwierigkeiten haben, Melodien wahrzunehmen, sind sozial im Nachteil: Für sie ist es viel schwieriger als für musikalische Zeitgenossen, die leise mitschwingenden Emotionen in der Sprache zu erkennen.

Sprache ist rhythmisch aufgebaut, es braucht daher ein gutes Gefühl dafür, welchen rhythmischen und melodischen Mustern die gesprochene Sprache folgt. Die Fähigkeit, Rhythmusstrukturen und ihre Regelverletzungen zu erkennen, ist schon bei neugeborenen Babys vorhanden. Wir können also vermuten, dass sie diese Fähigkeit bereits vorgeburtlich entwickelt haben. Tatsächlich: Ab der 24. Schwangerschaftswoche können Babys

hören und bereits im Mutterleib lauschen sie ganz genau, um unter all dem Hörbaren die regelmäßig wiederkehrenden Ereignisse zu entdecken und Erwartungen auszubilden.

Bereits im letzten Drittel der Schwangerschaft erkennen Babys den Klang und die Betonungsmuster in Mamas Stimme und können sie daran von der Stimme anderer Frauen unterscheiden. Sie merken sogar, ob Mama in ihrer Muttersprache spricht oder in einer fremden Sprache. Die Ausbildung dieser Fähigkeit setzt allerdings voraus, dass das Baby regelmäßige Strukturen vorfindet und seine Welt nicht in einem chaotischen Rauschen versinkt. Denn nicht nur Mamas Stimme oder ihr Gesang dringen zu ihm durch, sondern auch Straßenlärm, laute Rockmusik oder die Dauerberieselung durch den Fernseher. Wissenschaftler haben herausgefunden, dass dies später Babys Fähigkeiten, Strukturen zu erkennen und unterscheiden zu lernen, ziemlich beeinträchtigen kann, weil sein Gehör sich nicht dahingehend entwickeln konnte, auf feine Details zu achten.

Babys können sich noch Monate nach der Geburt an Musikstücke erinnern, die sie während der Schwangerschaft gehört haben. Dabei bleiben ihnen nicht nur Melodie und Rhythmus des Stücks in Erinnerung, sondern auch die Empfindungen, die sein Hören seinerzeit begleitet haben. Waren diese angenehm (etwa weil dabei beruhigend wirkende oder glücklich machende Hormone im Kreislauf der Mutter ausgeschüttet wurden), kann das früher Gehörte später, wenn das Kind es erneut hört, ein wohliges Gefühl auslösen.

Für Eltern und Baby ist es daher schön, ein Musikstück zu haben, das als Beruhigungsanker dienen kann. Denn heute, mehr denn je, muss ein kleines Babyhirn nach der Geburt mit viel mehr Eindrücken als früher fertigwerden. Ungünstigerweise sind seine Fähigkeiten, sich vor den vielen Eindrücken zu schützen, zu Beginn seines Lebens noch sehr unreif. Ohne Hilfe von außen kann es die erzeugten Spannungen oft nicht auflösen und findet deshalb nur schwer zu seinem inneren Gleichgewicht zurück. Ein Beruhigungsanker, den es schon lange vor seiner Geburt kennen gelernt hat, kann da Balsam für seine kleine Seele sein – und obendrein Mamas und Papas Nerven entlasten.

Musikalische Mußestunden

- Finden Sie Ihre persönliche Lieblingsmusik, die Sie Ihrem Baby immer wieder vorspielen. Babys – auch ungeborene – lieben Musik, Klänge und Rhythmen. Häufiges Lauschen derselben (harmonischen) Musikstücke wirkt beruhigend auf ihre Seele. Und wenn Ihr Baby mit Ihnen gemeinsam lauscht, dann teilen Sie nicht nur den akustischen Genuss, sondern auch die Empfindungen, die Sie selbst als Mama dabei haben. Lassen Sie sich also mit Leib und Seele auf Ihre Mußestunde ein, dann kann auch Ihr Baby auf allen Kanälen genießen!
- Wenn Sie und Ihr Partner das Vorspielen zu einem (Abend)ritual in einer ruhigen und liebevollen Atmosphäre werden lassen, können Sie und Ihr Baby nach der Geburt daran anknüpfen. Ihr Baby wird sich an die schöne Zeit im Mutterleib erinnern und sich mit der Melodie leichter beruhigen und in den Schlaf begleiten lassen (siehe auch »Ihr Baby liebt Rituale«, Seite 64).
- Vielleicht haben Sie Lust, Ihrem Baby ein harmonisches Klangspiel oder eine hübsche Spieluhr mit einem wunderschönen Lied zu schenken. Tun Sie dies ruhig bereits in der Schwangerschaft. Ihr Baby freut sich darüber und wird die vertrauten Klänge auch noch nach der Geburt genießen.
- Achten Sie auf Babys Bewegungen, denn damit zeigt es Ihnen, wie es sich fühlt. Möglicherweise groovt es bei einer bestimmten Musikrichtung in Ihrem Bauch fröhlich mit und signalisiert Ihnen an anderer Stelle: »Mama! Das ist zu laut. Bitte abschalten!«

Oxytocin – vorgeburtliche Bindung schützt das Kind

Alles, was Sie fühlen und erleben, wird von Ihrem Körper in eine körpereigene Sprache übersetzt. Oxytocin spielt dabei eine ganz besondere Rolle.

Dolmetscher dieser Sprache sind verschiedene Botenstoffe wie beispielsweise Dopamin, Serotonin, Adrenalin, Noradrenalin und viele andere. Jeder Botenstoff löst in Ihrem Körper unterschiedliche Veränderungen aus. Körper, Geist und Seele formieren so einen körperlichen Zustand, der ein Spiegel Ihrer Gedanken und Gefühle ist.

Es gibt auch ein Hormon, das vor allem bei Zärtlichkeit, Zuneigung und Hingabe produziert wird: das Bindungs- und Kuschelhormon Oxytocin. Dies ist ein spannendes Botenmolekül, vor allem für die Schwangerschaft. Es sorgt dafür, dass sich bei der Geburt die Gebärmutter zusammenzieht, und hilft dem Baby so, auf die Welt zu kommen. Nach der Geburt erfüllt es weitere wichtige Aufgaben: Der erhöhte Oxytocinspiegel fördert das Bonding der Mutter an ihr Baby. Es regt die Durchblutung der Brust an und damit auch den Milchfluss beim Stillen.

Es hat aber noch eine weitere Wirkung und diese ist wirklich besonders: Mütterliches Oxytocin drosselt den Sauerstoffbedarf in Babys Gehirn. Das bedeutet, dass Sie mit Ihren liebevollen Gedanken und Gefühlen für Ihr Baby über die wunderbare Fähigkeit verfügen, Ihrem Baby einen Schutz vor einer möglichen Sauerstoffmangelsituation mit auf seinen Weg nach draußen zu geben. Die Menge an Oxytocin, die Ihr Körper zum Zeitpunkt der Geburt zur Verfügung hat, wird schon während der Schwangerschaft vorbereitet, und zwar so:

Jedes Mal, wenn Sie und Ihr Partner sich auf einer liebevollen Ebene begegnen, Zärtlichkeiten austauschen, sich liebevoll umarmen, streicheln oder massieren, schüttet Ihr Körper Oxytocin aus. Ihre Seele dankt diese Hormonflutung mit Gefühlen von Nähe, Sicherheit und Geborgenheit. Ängste, Sorgen oder Kummer haben nicht mehr so die Möglichkeit, Ihnen zuzusetzen. Ist das nicht eine tolle

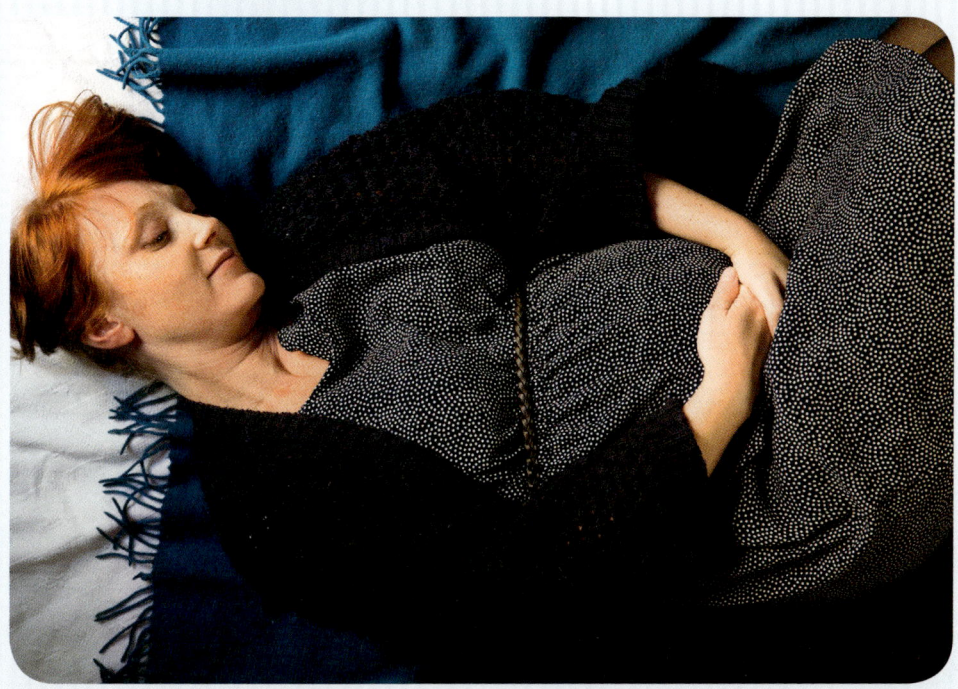

Wirkung? Wenn Papa also Lust hat, kann er mit seiner Fürsorge nicht nur Ihnen, sondern auch dem Baby etwas Gutes tun. Sie können aber auch selbst für Ihr Baby aktiv werden, indem Sie sich ihm zuwenden: Mit liebevollen Gedanken und Gefühlen können Sie selbst einen Oxytocinschub auslösen.

Es wird vermutet, dass die sozialen Effekte von Oxytocin konditioniert und verstärkt werden können. Dies scheint dem Menschen zu helfen, ein soziales Gedächtnis auszubilden, das er mit Wohlgefühl und Entspannung verknüpft. Je häufiger und liebevoller Sie sich also Ihrem Baby zuwenden und Kontakt mit ihm pflegen,

desto besser ist dies für Ihre Oxytocinproduktion und das damit verbundene Wohlgefühl für Sie beide.

Aus meiner pränatalpsychologischen Arbeit sind mir zwei Beispiele von Babys in Erinnerung geblieben, deren Geburt nicht ganz unkompliziert verlief. Beide erlitten unter der Geburt einen Sauerstoffmangel. Obwohl ihr Zustand ernst war und sie auf die Intensivstation verlegt werden mussten, erholten sich die Babys zur Überraschung der Ärzte und Schwestern ungewöhnlich schnell, auffallend gut und ohne bleibende Folgen. Offensichtlich hatte der fehlende Sauerstoff keinen Schaden verursachen können.

Der geschützte Ort

Können Sie von sich behaupten, dass Sie stets ruhig und gelassen bleiben, wenn sie etwas nervt? Nein? Dann stellen Sie sich vor, Sie würden eine Strategie kennen, die schnell hilft, eine innere Distanz zur Situation herzustellen. Das wäre doch praktisch, besonders jetzt, wo Sie vermutlich Ihrem Baby zuliebe gerne häufiger die Ruhe bewahren möchten, und auch für später, wenn Ihr Kind geboren ist und dann manchmal an Ihren Nerven zerren wird. Denn das wird es ganz sicher! Glauben Sie einer erfahrenen Mutter: Egal, wie weit es mit Ihnen gehen muss, Ihr Kind wird ge-meinsam mit Ihnen nach Ihren Grenzen suchen.

Damit Sie für diese und andere Eventualitäten gerüstet sind, möchte ich Ihnen empfehlen, sich schon während der Schwangerschaft mit verschiedenen Anti-Stress-Strategien vertraut zu machen. Wenn Sie Ihre Methode schon gefunden haben und diese beherrschen, wunderbar, dann haben Sie schon gut vorgesorgt! Wenn nicht, wie wäre es mit Autogenem Training? Es ist bestens geeignet und kann nach Bedarf inhaltlich ausgebaut werden. Aber vielleicht gefällt Ihnen ja auch die folgende Anregung und Sie nehmen Sie in Ihr Repertoire auf.

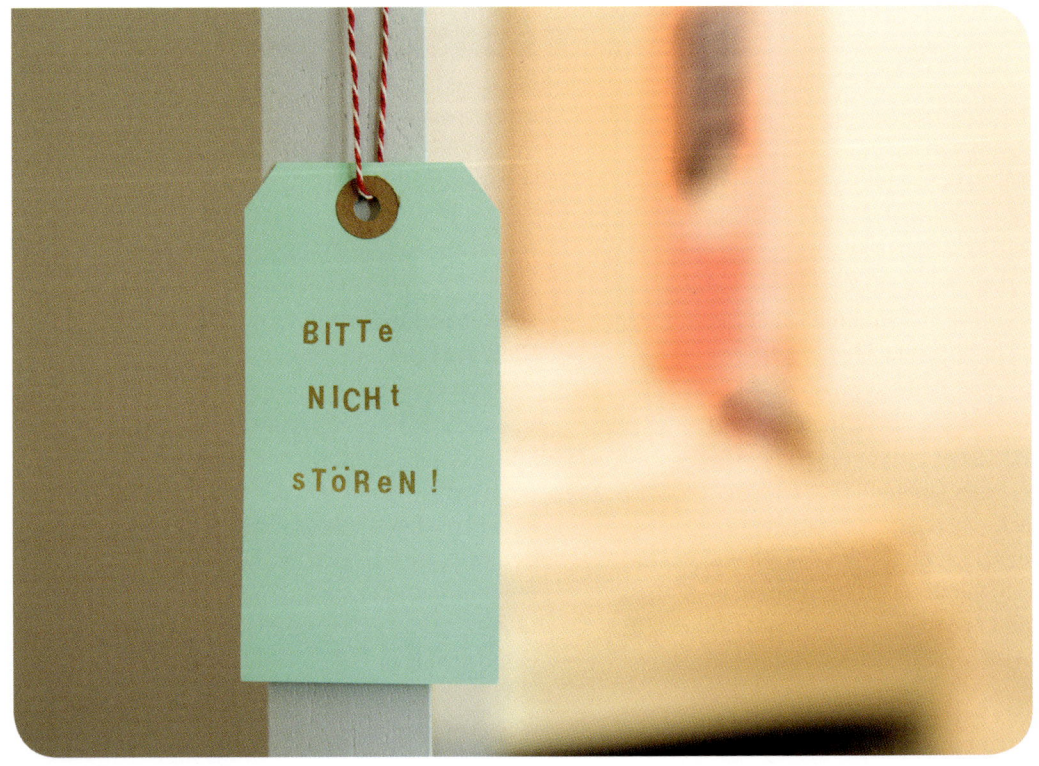

Erschaffen Sie Ihren Schutzraum! Gibt es einen Platz, an dem Sie sich in der Vergangenheit so richtig wohl und beschützt gefühlt haben? Ist es vielleicht ein Ort Ihrer Kindheit oder aus einem Urlaub? Vielleicht ist das auch ein Platz, der von Natur aus Schutz gibt, wie eine Höhle oder ein Felsunterschlupf? Es muss kein realer Ort sein, er kann auch nur in Ihrer Vorstellung existieren. Rufen Sie sich diesen Ort ins Gedächtnis, stellen Sie sich die Geräusche und Gerüche vor, die ihn ausmachen. Vielleicht weht dort eine laue Brise, oder Sonnenstrahlen wärmen Ihre Haut.

Stellen Sie sich nun vor, Sie hätten einen Zauberstab, mit dem Sie einen magischen Kreis um sich herum ziehen können. Dieser magische Kreis ist wie ein Schutzwall. Nichts kann ihn ohne Ihre Einladung überschreiten.

Wenn Ihnen der Schutzwall nicht ausreicht, können Sie mithilfe Ihres Zauberstabs aus dem magischen Kreis auch noch eine Kuppel zaubern. Die Kuppel hat eine von innen nach außen durchsichtige Hülle. Sie können also alles im Blick behalten. Das Besondere an dieser Hülle ist, dass nichts ohne Ihre Erlaubnis durch sie durchdringen kann. Alles muss draußen bleiben und perlt an dieser Außenhaut ab, wie Regentropfen am Fensterglas. So sind Sie geschützt und haben die Ruhe und die Muße, zu entspannen, Abstand zu gewinnen und an Ihrem schönen Ort Kraft zu tanken.

Sie befinden sich nun an einem Ort, an dem Sie sich ganz wohl und geborgen fühlen. Sie haben diesem Ort mit Ihrem Zauberstab ein Begrenzung gegeben und können nun bestimmen, ob es vielleicht Lebewesen gibt, die Sie gerne bei sich hätten: Begleiter, liebevolle Helfer, einfach Wesen, die Ihnen Unterstützung und Liebe geben. Prüfen Sie immer wieder nach, ob Sie sich ganz wohl- und geborgen fühlen oder ob es noch etwas gibt, das Sie verbessern möchten. Gefällt Ihnen das, was Ihre Augen sehen? Wenn nicht, dann verändern Sie es nach Ihren Wünschen. Gefällt Ihnen, was Ihre Ohren hören, oder würde ihnen etwas anderes besser gefallen? Umgibt Sie ein schöner Duft? Ist die Temperatur angenehm? Fühlen sich alle Ihre Körperteile gut? Wenn es etwas zu verbessern gibt, dann verändern Sie es. Wenn Sie sich ganz und gar wohlfühlen, dann genießen Sie diesen Moment an Ihrem schönen Ort und nehmen Sie das rundum angenehme Gefühl ganz in sich auf. Wenn Sie die Übung beenden möchten, dann bewegen Sie Ihre Hände und Füße etwas und kehren Sie mit Ihrer Aufmerksamkeit ins Hier und Jetzt zurück.

Das Schöne an dieser Übung ist: Sie können jederzeit und von überall aus an Ihren schönen, geschützten Ort zurückkehren und dort Abstand nehmen von der Hektik des Tages. Je häufiger Sie sich dorthin begeben, desto besser wird Ihnen dies mit Zeit auch in Stresssituationen gelingen.

Botschaften des Körpers

Unsere Seele spricht durch unseren Körper. Das ist nichts Neues, aber in unserer Kultur ist es nicht üblich, sich Zeit zu nehmen, um genau hinzuhören. So muss der Körper oft erst Beschwerden und Krankheiten entwickeln, ehe wir bereit sind, unsere Ohren für die Botschaften der Seele zu spitzen. Wir sollten aber lieber nicht warten, bis uns das Herz bis zum Halse schlägt, bis wir spüren, dass da etwas ist, das uns – vielleicht immer wieder aufs Neue – aufregt. Oder bis der Rücken schmerzt, weil wir uns unbewusst unbeweglich oder ausgebremst fühlen und durch die Schmerzen dazu aufgefordert werden, etwas gegen diesen Zustand zu unternehmen.

Damit der Körper gar nicht erst große Geschütze auffahren muss, ist es hilfreich, schon auf die kleinen Veränderungen zu achten. Beispielsweise auf unseren Herzschlag oder unsere Atmung. Sie können Anzeichen sein für Irritationen oder Ärgernisse. Achten wir auf sie, können wir rasch herausfinden, was sie verursacht, und frühzeitig gegensteuern, bevor sich zu viel anstaut. Das klingt einfach, braucht aber in der Umsetzung oft erst etwas Übung.

Gerade für Mütter ist es wichtig, die eigenen Bedürfnisse nicht völlig aus den Augen zu verlieren. Schnell entsteht das Gefühl, eine schlechte Mama zu sein, wenn der Fokus in der Schwangerschaft, oder auch später, nicht ununterbrochen auf dem Baby liegt. Ja, als gute Eltern sollen und wollen wir auf die Bedürfnisse des Kindes achten und sie befriedigen, solange es das nicht selbst tun kann. Aber wir müssen uns auch um uns selbst kümmern und achtsam mit uns umgehen.

Die moderne schwangere Frau ist tough und mutet sich oft viel zu. Das gilt in unserer Gesellschaft als erstrebenswert, solange das Baby die Freiheit einer Frau noch nicht einschränkt. Doch wer ständig über seine körperlichen oder seelischen Grenzen hinweggeht und die kleinen Zeichen des Körpers überhört, läuft Gefahr, sich zu überfordern. Sicher, eine Schwangerschaft ist keine Krankheit, aber durchaus ein Zustand, der Energie fordert, die nicht unendlich vorhanden ist. Einer Theorie zufolge kommt es zur Geburt, wenn das Austragen des Babys mehr Energie fordert, als der Mutter zur Verfügung steht. Aus rein reproduktiver Sicht ist das ein vernünftiger Schachzug der Natur, aber als persönliche Erfahrung ist eine zu frühe Geburt sowohl für die Eltern als auch für das Baby ein traumatisches Erlebnis. Deshalb ist ein achtsamer Umgang mit sich selbst kein Luxus, sondern eine Entscheidung, die Ihre Gesundheit, die Schwangerschaft und die Gesundheit Ihres Babys schützt.

Indem Sie achtsam mit sich umgehen und dies Ihrem Kind vermitteln (jetzt, aber auch später), zeigen Sie ihm, dass die Signale des Körpers wichtig sind für eine gute innere Balance. Nur wer in seiner inneren Balance ist, kann Halt und Geborgenheit geben. Haben Sie gelernt, Ihren eigenen Körper und die eigenen Bedürfnisse zu verstehen und ihnen zu entsprechen, fällt auch das Lesen der kindlichen Signale und deren Befriedigung leichter. Eine Win-win-Situation also für beide Seiten!

Lauschen Sie Ihrem Körper!

- Üben Sie sich in Achtsamkeit und darin, selbst Kleinigkeiten bewusst wahrzunehmen: Setzen Sie sich beispielsweise bequem hin, beide Füße in Kontakt mit dem Boden. Dann versuchen Sie, genau zu erfühlen wie groß die Kontaktfläche Ihrer Füße mit dem Boden ist. Spüren Sie bei beiden Füßen abwechselnd nach. Sind die Kontaktflächen bei beiden Füßen gleich groß? Wo ist der genaue Übergang von Kontakt-mit-dem-Boden-Haben und -nicht-mehr-Haben? Nehmen Sie dies als abrupten Übergang wahr oder als fließenden? Fühlen sich Ihre Füße eher warm an oder eher kalt? Beide Füße gleich? Gibt es bestimmte Stellen, die sich unterschiedlich oder gleich anfühlen? Erspüren Sie die Größe Ihrer Füße (bei geschlossenen Augen). Fühlen sie sich so groß, an wie sie sind – oder größer – oder kleiner?
- Probieren Sie diese Übung mit allen anderen Körperteilen aus. Auch wenn es anstrengend ist, mit jedem Üben wird Ihre Wahrnehmung schneller und sicherer.

- Versuchen Sie, Ihren Herzschlag wahrzunehmen. Können Sie ihn spüren? Wie nehmen Sie ihn wahr? Wo nehmen Sie ihn wahr? Schlägt Ihr Herz eher schnell oder eher langsam, eher sanft oder eher kräftig? Je besser Sie in der Lage sind, Ihren Herzschlag wahrzunehmen, desto besser wird Ihre allgemeine Wahrnehmungs- und Unterscheidungsfähigkeit.
- Loben Sie sich, wenn Sie ungestört sind gern auch mit laut gesprochenen Worten, wenn Sie ein körperliches Zeichen frühzeitig wahrgenommen haben!
- Und loben Sie sich erneut, wenn Sie verstanden haben, was Ihr Körper zum Ausdruck bringen will und wie Sie am besten darauf reagieren.
- Wenn Sie Beschwerden oder Nöte haben und alleine nicht weiterkommen, scheuen Sie nicht davor zurück, auch Hilfe von außen in Anspruch zu nehmen. Oft genügt eine kleine Anleitung, um dann alleine zurechtzukommen.

Post für das Baby

Wann haben Sie zuletzt zwischen bunten Werbeanzeigen und formellen Standardschreiben einen handgeschriebenen Brief in Ihrem Briefkasten gefunden? Wenn es gerade erst war, dürfen Sie sich glücklich schätzen, denn das heißt vermutlich, dass Sie jemandem besonders viel bedeuten. Wer macht sich heute noch die Mühe, einen Füllfederhalter in die Hand zu nehmen, um auf sorgfältig ausgewähltem Papier eine ganz persönliche Nachricht zu verfassen?

Briefe zu schreiben ist nicht mehr »in«. Vielmehr schreibt man E-Mails, SMS, Nachrichten in WhatsApp oder Threema oder gleich einen Blog im Internet. Schade eigentlich, denn im Gegensatz zum Handgeschriebenen haben die elektronischen Nachrichten für den Einzelnen meist eine kurze Halbwertszeit, von der Gewichtigkeit des Inhalts ganz zu schweigen. Liebevoll mit der Hand geschriebene Briefe hingegen besitzen oft eine unvergleichliche Intimität und Individualität – und werden oft aufbewahrt und wertgeschätzt, was ihnen eine Aura des Überdauernden verleiht. Beim Schreiben mit der Hand, ohne Lösch- und Korrekturfunktion, entstehen viel bewusstere, echtere und innigere Zeilen als beim schnellen Tippen auf

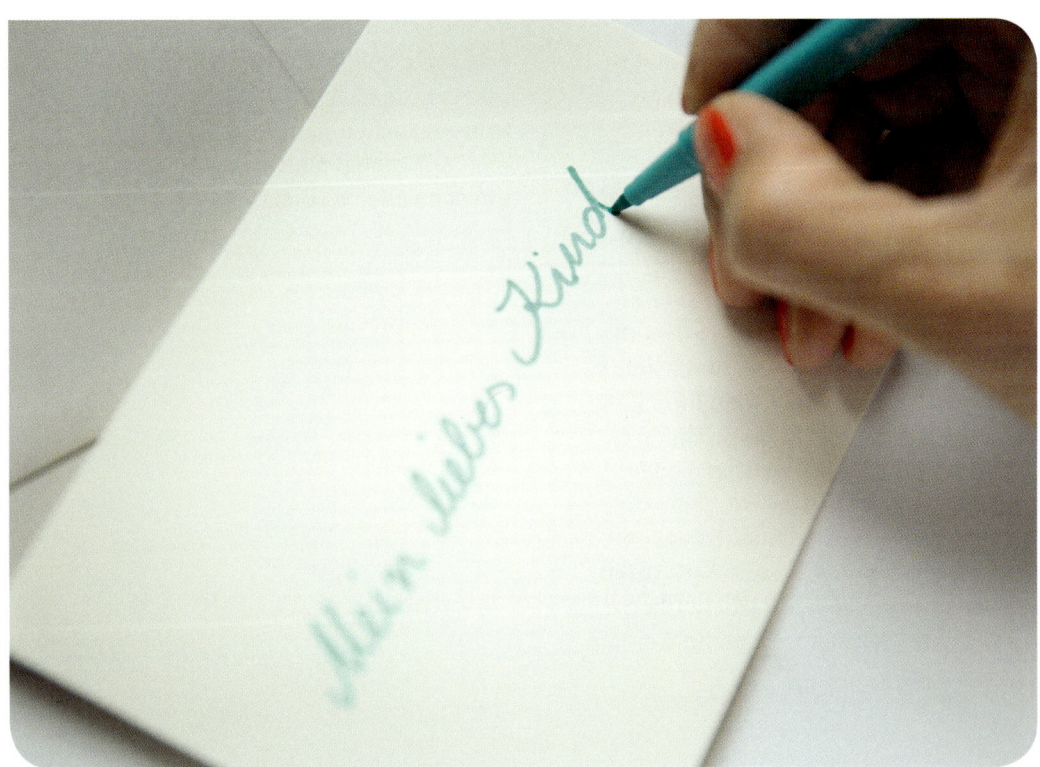

einer Tastatur. Zumal Handgeschriebenes viel schöner aussieht und über das Schriftbild auch etwas ganz Individuelles vom Verfasser an den Leser weitergegeben werden kann, wie zum Beispiel das Gefühl von Authentizität und Persönlichkeit und Wertschätzung.

Beim Schreiben empfindet man häufig eine tiefe Verbundenheit und Nähe zu dem Empfänger. Warum schreiben Sie Ihrem ungeborenen Baby also nicht einfach einen Brief, um sich ihm zu nähern? Diesen Brief, oder auch mehrere Briefe, können Sie Ihrem Kind später – vielleicht zum 18. Geburtstag, oder auch früher – überreichen. Glauben Sie mir, das wird einer seiner kostbarsten Schätze bis an sein Lebensende bleiben.

Kommt ein Vogel geflogen ...
- Ein Brief auf schönem, edlem Papier ist etwas Besonderes und krönt den Inhalt. Kaufen Sie für diesen Anlass ein besonderes Briefpapier, oder gestalten Sie es selbst.
- Jeder findet es spannend zu erfahren, wie er früher war. Erzählen Sie Ihrem Baby von Ihren schönsten und aufregendsten Momenten mit ihm, aber auch, wie Sie seine Persönlichkeit wahrnehmen, wie Sie glauben, dass es ist und sich fühlt. Sie werden selbst erstaunt sein, wenn Sie den Brief später noch einmal lesen und Ihre Eindrücke in der Schwangerschaft mit der Persönlichkeit Ihres Kindes vergleichen.

- Erzählen Sie Ihrem Baby auch von sich selbst. Was war und ist Ihnen wichtig in Ihrem Leben? Was denken Sie, wird sich in Ihrem Leben verändern, wenn Ihr Kind erst einmal da ist?
- Versuchen Sie, eine Verbindung herzustellen zwischen dem Jetzt und dem Zeitpunkt, zu dem Ihr Kind die Zeilen später einmal lesen wird.
- Sollten Sie sich später nicht von dem Brief trennen können oder wollen, weil er Ihnen so wichtig ist und für Sie eine wichtige Verbindung zu Ihrem Kind oder die vergangene Schwangerschaft darstellt, ist das natürlich auch völlig in Ordnung. Es sind Ihre Gedanken! Vielleicht lesen Sie sie Ihrem Kind irgendwann einmal vor.
- Es gibt werdende Mamas, die am liebsten jeden Tag an Ihr Baby schreiben. Wenn Sie zu ihnen gehören, ist ein Babytagebuch eine tolle Möglichkeit, Ihre Gedanken, Empfindungen und Gefühle für Ihr Kind und die Ewigkeit festzuhalten.

Wohn-Raum Gebärmutter

Die Gebärmutter ist ein generationsübergreifender Ort, denn sie beginnt ihre Entwicklung während der Embryonalzeit in der siebten Schwangerschaftswoche, aus zwei in der Genitalleiste paarig angelegten Röhrchen, den Müller-Gängen. Das jeweils obere Drittel dieser beiden Gänge bleibt dabei bestehen, daraus entwickeln sich die Eileiter. Aus den unteren zwei Dritteln bildet sich bis zum vierten Monat ein gemeinsames schlauchförmiges Gebilde aus, die Gebärmutter.

Die Gebärmutter, in der jetzt gerade Ihr Baby wohnt, war also schon vorhanden, als Sie selbst noch im Bauch Ihrer Mutter heranwuchsen. Damals war die Gebärmutter Ihrer Mutter Ihr erstes Zuhause und heute ist Ihre das erste Zuhause für Ihr Baby.

Diese Rolle des ersten Zuhauses erfüllt die Gebärmutter auf wunderbare Weise: Sobald sie vom Eierstock darüber informiert wird, dass eine Eizelle auf dem Weg zu ihr ist, beginnt sie, Nährstoffe in ihren Zellen einzulagern, damit der kleine Embryo, wenn er sich in ihrer Schleimhaut einnistet, gleich Nahrung vorfindet. Sogar schon bevor es so weit ist, nährt dieses Hohlorgan Ihren Nachwuchs, indem Drüsen in ihrer Schleimhaut ein Sekret in die Gebärmutterhöhle absondern, das reich ist an Eiweißen, Zucker und Enzymen. Dieses Sekret ernährt die kleine Eizelle so lange, bis sie einen Platz gefunden hat, an dem sie sich niederlassen möchte. Auch bei dieser Suche wirkt Ihre Gebärmutter mit: Eine leichte Peristaltik ihrer Muskelschicht trägt dazu bei, die Eizelle im oberen Bereich des Fundus zu halten, wo sie die günstigsten Bedingungen für ihre weitere Entwicklung vorfindet.

Während der Entwicklung wird die Gebärmutter von Ihrem Baby in unterschiedlicher Form als Zuhause »bewohnt«. Zunächst, wenn die Eizelle sich niederlässt und einnistet, ist es die Schleimhaut der Gebärmutterwand, die ihm als Nest dient. Doch das Baby wächst und mit ihm sein Nest, und so wölbt sich die Einnistungsstelle bald in die Gebärmutterhöhle hinein. Bis zur dreizehnten Woche ist Ihr Baby schon so stark gewachsen, dass es, umgeben von seiner Fruchtblase und dem Schleimhautsack, ganz aus der der Wand des Organs herausgewachsen ist und nun die gesamte Gebärmutterhöhle ausfüllt.

Um dem Baby genügend Raum zum Heranwachsen zu bieten, verändert sich die Gebärmutter im Verlauf der Schwangerschaft von einem kleinen, fünf bis sieben Zentimeter großen, birnenförmigen Gebilde zu einem Organ in der Größe von fast zwei Fußbällen. Ihr Gewicht nimmt von 50 bis 100 Gramm im nichtschwangeren Zustand auf etwa 1000 Gramm am Ende der Schwangerschaft zu. Diese immense Gewichtszunahme entsteht durch den Zugewinn an Muskelmasse:

Jede Muskelfaser der Gebärmutterwand dehnt sich im Verlauf der Schwangerschaft um das 10- bis 40-Fache in ihrer Länge und um das Dreifache ihrer Breite. Sie entwickelt damit in dieser begrenzten Zeit mehr Masse, als es jeder andere Muskel des Körpers könnte.

Ihre Kraft verteilt die Gebärmutter auf drei Muskelschichten: Die Fasern der inneren Schicht sind längsgerichtet und ziehen vom Muttermund aus über den Fundus und wieder zurück. In der mittleren Schicht verlaufen die Fasern spiralartig verschlungen von den beiden Mündungsbereichen der Eileiter über den Fundus in Richtung Muttermund. Die äußere Schicht schließlich besteht aus einer Mischung aus zirkulären sowie längsgerichteten Fasern. Dieser Aufbau macht es möglich, dass die Gebärmutter alle Anforderungen erfüllen kann, die ihr durch das Wachstum des Babys und seine Geburt abverlangt werden: Sie dehnt sich und gibt dem Baby Raum zum Wachsen, sie hält das Baby, bis es reif ist für die Geburt, und sie kann sich gleichzeitig öffnen und zusammenziehen, um dem Baby bei seiner Geburt auf die Welt zu helfen.

Denken Sie an Ihre Gebärmutter …

- Seien Sie stolz auf Ihre Gebärmutter! Ist es nicht faszinierend, was sie leistet?
- Wie Ihr Baby können auch Sie Ihre Gebärmutter in Ihren Gedanken streicheln und ihr Zuwendung zukommen lassen. Ihre positiven Gedanken sorgen für Weite und Entspannung (siehe auch »Bereit-Sein für die Welt des Babys«, Seite 10) und unterstützen damit ihre Arbeit. Sie pflegen damit Babys Nest und machen es zu einem schönen, wertvollen Zuhause.
- Ihre Gebärmutter ist ein Hochleistungsorgan, ein Muskelpaket, das jeden Bodybuilder vor Neid erblassen lassen kann. Muskeln benötigen eine ausreichende Blutversorgung. Mit bequemer Kleidung, Nicht-Rauchen und dem Vermeiden von Stress und Ärger tragen Sie viel dazu bei, dass die Blutgefäße für die Versorgung Ihres Babys schön weit gestellt bleiben.
- Ein wenig leichter Sport kann die Durchblutung und die Sauerstoffversorgung der Gebärmutter fördern, vorausgesetzt, sie haben auch schon vor der Schwangerschaft Sport getrieben. Andernfalls können Sie auch durch regelmäßige Spaziergänge für frische Luft in Babys Zuhause, in Ihren Lungen und Ihrer Seele sorgen.

Der farbige Atem

Sauerstoff ist unverzichtbar für unser Denken, für die Nahrungsverwertung und jegliche Art von Bewegung. Jede Zelle des Körpers braucht dieses Element, um ausreichend Energie für ihren Stoffwechsel zu produzieren. Ohne Sauerstoff kann kein Stoffwechsel stattfinden, und nach wenigen Minuten ohne Versorgung beginnen Zellen abzusterben. Sauerstoff wird über die Lunge aufgenommen. Die Oberfläche der Lunge besteht aus 300 Millionen Lungenbläschen. Über sie gelangen die Sauerstoffmoleküle ins Blut. Von dort aus werden sie, gebunden an die roten Blutkörperchen, zu allen Zellen des Körpers transportiert. Krankheiten, aber auch Stress führen manchmal dazu, dass zu wenig Sauerstoff im Körper zirkuliert. Dann steht den Zellen weniger Energie zur Verfügung und wir fühlen uns schlapp und müde. Sich dann zu schonen ist kein Luxus, sondern aus der Sicht des Körpers absolute Notwendigkeit.

Normalerweise befördert das Herz täglich etwa 1.200 Liter Blut durch den Körper. Während der Schwangerschaft steigert sich das Blutvolumen um 30 bis 40 %. Das bedeutet auch, dass der Organismus während dieser Zeit sehr viel mehr leisten muss und entsprechend mehr Sauerstoff braucht, um die Organe der Mutter und ihres Babys ausreichend zu versorgen. Deshalb kommen werdende Mütter leichter außer Atem, ermüden schneller und brauchen mehr Ruhe.

Einmal durchlüften bitte!

- Gönnen Sie sich regelmäßig eine Pause und entspannen Sie sich! Atmen Sie langsam und tief ein und aus und stellen Sie sich dabei vor, wie gut Sie sich und Ihr Baby mit frischem Sauerstoff versorgen.
- Wenn Ihnen Visualisierungen Freude machen, können Sie sich vorstellen, wie Ihr Atem langsam und ruhig durch die Nase und den Nasenrachenraum in Ihren Brustraum hineinfließt und sich von dort aus überall hin, bis in die letzten Winkel Ihres Körpers ausbreitet.
- Vielleicht haben Sie Lust, Ihrem Atem eine schöne Farbe zu geben. Eine, die Sie gerade spontan anspricht. Damit gelingt es besonders leicht, den Atem dabei zu beobachten, wie er nach und nach alles, was er berührt, einfärbt.
- Wenn Ihnen die Farbe nicht mehr gefällt oder sie sich zu irgendeinem Zeitpunkt nicht mehr stimmig anfühlt, können Sie sie jederzeit ändern.
- Jede einzelne Zelle braucht Sauerstoff. So können Sie visualisieren, wie jede Zelle von der Atemluft Besuch erhält und sich über die frische Lieferung freut. Denn schließlich darf die Zelle dann nicht nur Neues aufnehmen, nein, sie kann auch Altes, Verbrauchtes oder überflüssig Gewordenes abgeben.
- Wenn Sie Spaß an dieser Übung haben, können Sie sie sogar während anderer Tätigkeiten durchführen, sie lässt sich prima überall integrieren. Ihren Zellen tut sie gut – und natürlich auch den Zellen Ihres Babys!

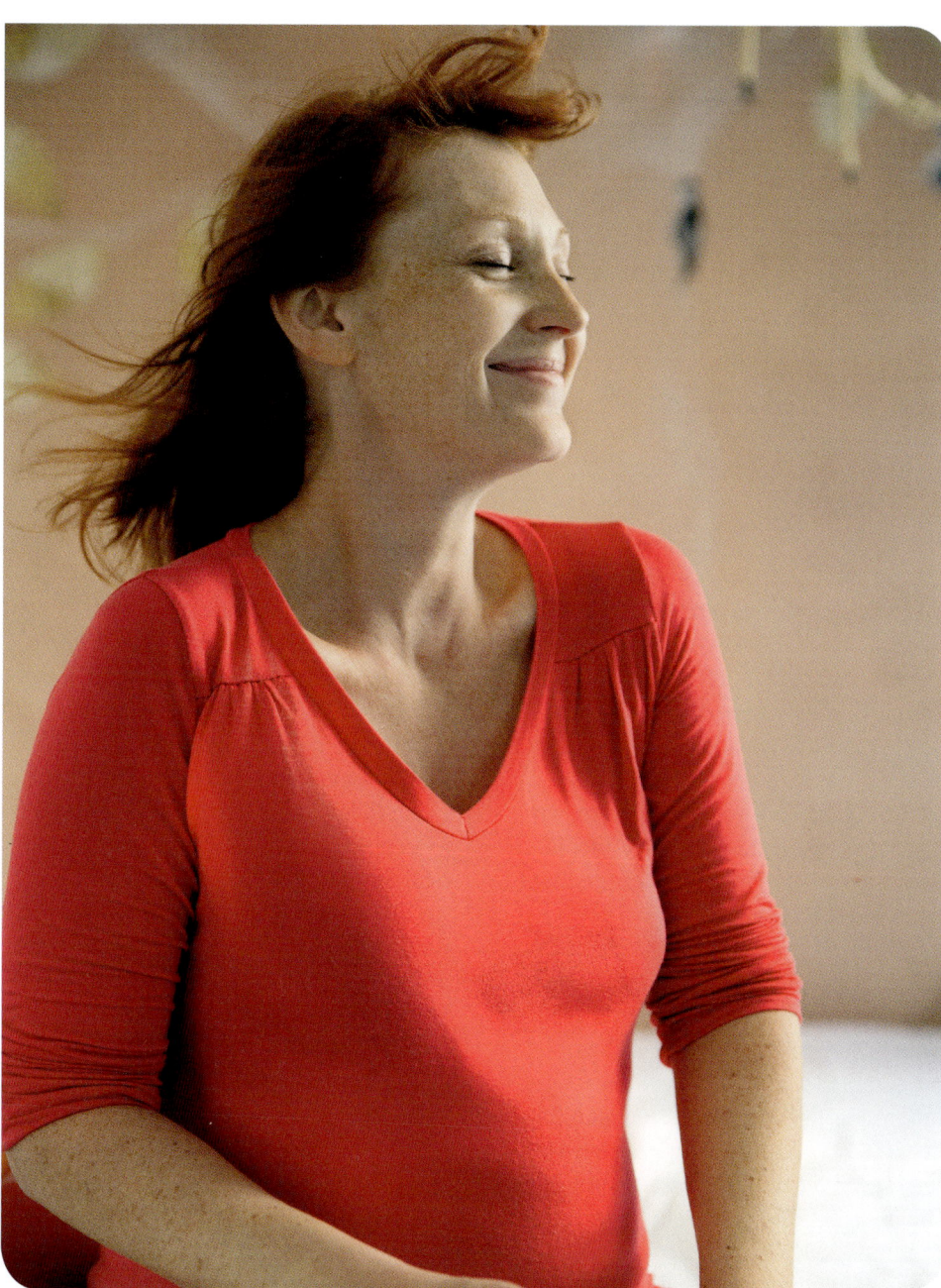

In der Ruhe liegt die Kraft

Sie haben inzwischen einige Möglichkeiten kennengelernt, den vorgeburtlichen Kontakt mit Ihrem Baby zu gestalten und für Ihr eigenes Wohlbefinden zu sorgen. Vielleicht haben Sie schon einiges davon ausprobiert. Das ist super, denn wenn es Ihnen gut geht, geht es auch Ihrem Baby gut! Trotzdem gibt es zuweilen Momente im Leben, in denen man – bei allem Wohlgefühl – die Kraft der inneren Ruhe braucht, um die Situation erfolgreich zu meistern. Nehmen wir als Beispiel einen Besuch beim Zahnarzt. Es geht Ihnen ja nicht gleich schlecht, nur weil Sie dorthin müssen. Aber können Sie völlig gelassen im Wartezimmer sitzen? Oder haben Sie dieses flatterige Gefühl in der Magengegend, vielleicht auch komisch weiche Beine? Gibt es etwas, das Sie dagegen tun? Was? Ihre Lösung ist, gar nicht erst zum Zahnarzt zu gehen? Spaß beiseite: Sie sollten sich vielleicht Strategien überlegen, die Ihnen helfen, Kontrolle über Ihre innere Ruhe und Gelassenheit zu bewahren.

Solche Strategien sind in jeder Hinsicht praktisch: Sie helfen, wenn wir uns Neuem stellen müssen, wenn Unvorhergesehenes an den Nerven zerrt oder innere Klarheit gefragt ist. Bis man sie beherrscht, gilt: Übung macht den Meister, fangen Sie daher frühzeitig mit dem Üben an, falls Sie noch kein Experte sind! Damit packen Sie gleichzeitig Ihr seelisches Köfferchen für den Klinikbesuch, wenn die Geburt losgeht – und für die Zeit danach.

Verfügen Sie bereits über ausgiebige Erfahrung mit einer Entspannungstechnik wie Autogenem Training, Progressiver Muskelentspannung, Yoga oder einer anderen Methode, dann können Sie darauf zurückgreifen. Falls Sie noch keinen Weg kennen, der Sie an einen Ort tiefer Entspannung bringt, dann probieren Sie doch einmal die Selbsthypnose aus. Mit ihr kann man wunderbar den beruhigenden und schmerzreduzierenden Effekt der Tiefenentspannung mit den kreativen Möglichkeiten der Fantasiereisen verbinden. Ihr Gehirn liebt bildhafte Vorstellungen, und Gedachtes und Gefühltes lässt sich viel besser in Bildern ausdrücken als in Worten. Fantasiereisen sind wie Reiseführer: Sie zeigen uns alles und führen uns sicher zum Ziel. Wir brauchen Ihnen nur zu folgen. Haben Sie Lust auf einen Reiseführer für die Geburt? Dann freuen Sie sich auf die späteren Abschnitte. Dort erhalten Sie dann Anregungen für die Planung Ihrer ganz persönlichen Geburtsreise mit Führer. Damit Sie aber auf die Reise gut vorbereitet sind, können Sie jetzt den ersten Schritt tun und sich in Tiefenentspannung üben.

Entspannung durch Selbsthypnose

• Suchen Sie sich für Ihr Training einen ruhigen und gemütlichen Platz. Machen Sie es sich so bequem wie möglich. Falls Sie Kontaktlinsen tragen, entfernen Sie diese bitte.

- Finden Sie einen Punkt im Raum, auf dem Sie Ihre Augen ruhen lassen können. Behalten Sie diesen Punkt fest im Auge. Auch wenn Sie bemerken, dass Ihnen dies immer schwerer fällt und der Punkt vielleicht beginnt, sein Aussehen zu verändern. Vielleicht wird Ihr Sehen zunehmend unscharf, das ist völlig in Ordnung. Vielleicht beginnt die Farbe der »Aura« rings um Ihren Punkt zu flackern oder die Farbe zu wechseln. Während Sie langsam und ruhig weiteratmen, beobachten Sie gelassen, wie Farben und Formen Ihres Punktes und seinem Umfeld mehr und mehr ihr Aussehen verändern. Was fällt Ihnen auf, was bemerken Sie?
- Jetzt, wenn Ihre Augen geschlossen sind, können Sie Ihre inneren Augen öffnen … und eine Treppe sehen, die Sie nach unten führt. Gehen Sie diese Treppe Stufe für Stufe, immer weiter, tiefer und tiefer. Und mit jedem Schritt hinab spüren Sie, wie mehr und mehr Ruhe in Sie einkehrt.
- Wenn Sie Lust haben, halten Sie kurz inne und gehen Sie dann wieder zwei Stufen nach oben. Spüren Sie den Unterschied? Setzen Sie Ihren Weg nach unten fort, lassen Sie sich von Ihrem wunderschönen Weg immer tiefer und tiefer führen, die Stufen hinab. Sie brauchen nichts weiter zu tun, als Ihrem Weg zu folgen.
- Der Weg ist Ihnen nicht unbekannt. Sie kennen ihn aus der Vergangenheit, vielleicht aus der Traumwelt, und er bringt Sie an einen Ort, an den Sie sich gern erinnern, denn dort können Sie sich herrlich entspannen. Sehen Sie sich in aller Ruhe um. Vielleicht führte Ihr Weg Sie an den Strand Ihres letzten Urlaubs? Auf den schönen Platz mit der tollen Aussicht bei der letzten Wanderung? Oder vielleicht auf die Blumenwiese aus Ihrer Kindheit? Was nehmen Sie wahr? Hören Sie, schauen Sie, riechen Sie, befühlen Sie den Untergrund … Genießen Sie diesen Ort mit allen Ihren Sinnen. Nehmen Sie die Gelassenheit in sich auf, alles ist gut.
- Sie kennen nun den Weg zu Ihrem ganz persönlichen Entspannungsort und können ihn mit Leichtigkeit wiederfinden. In diesem Wissen genießen Sie den Ort, bis Sie das Bedürfnis wahrnehmen, Ihren schönen Weg wieder zurück zum Ausgangspunkt zu gehen.
- Nach der letzten Treppenstufe bewegen Sie Ihre Hände und Füße und kehren frisch und erholt zurück, um im Hier und Jetzt anzukommen.

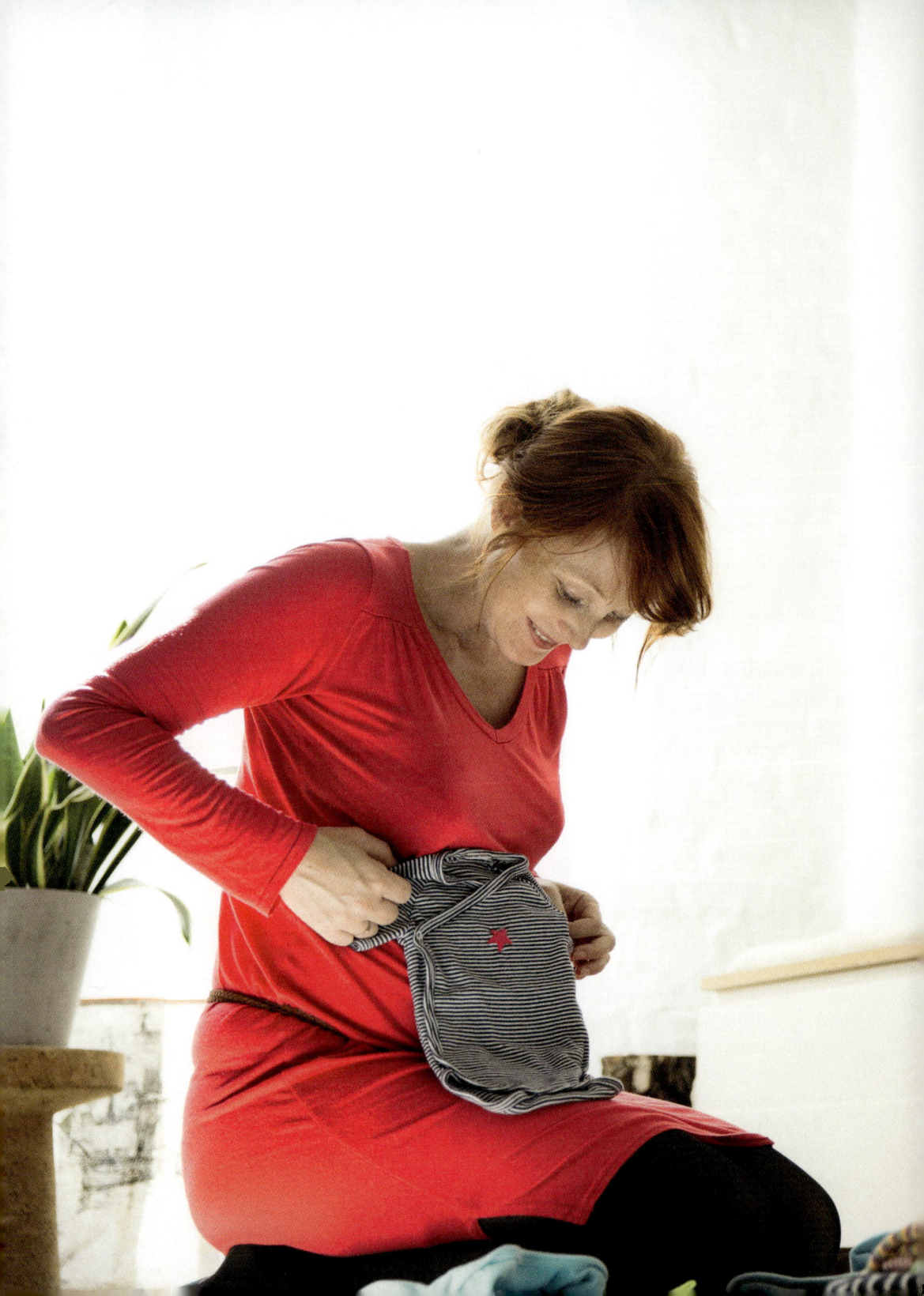

Vorbereitungen auf die Geburt

Bald geht es los. Mit einer vertrauensvollen vorgeburt-lichen Bindung werden Sie und Ihr Baby das perfekte Geburts-Team.

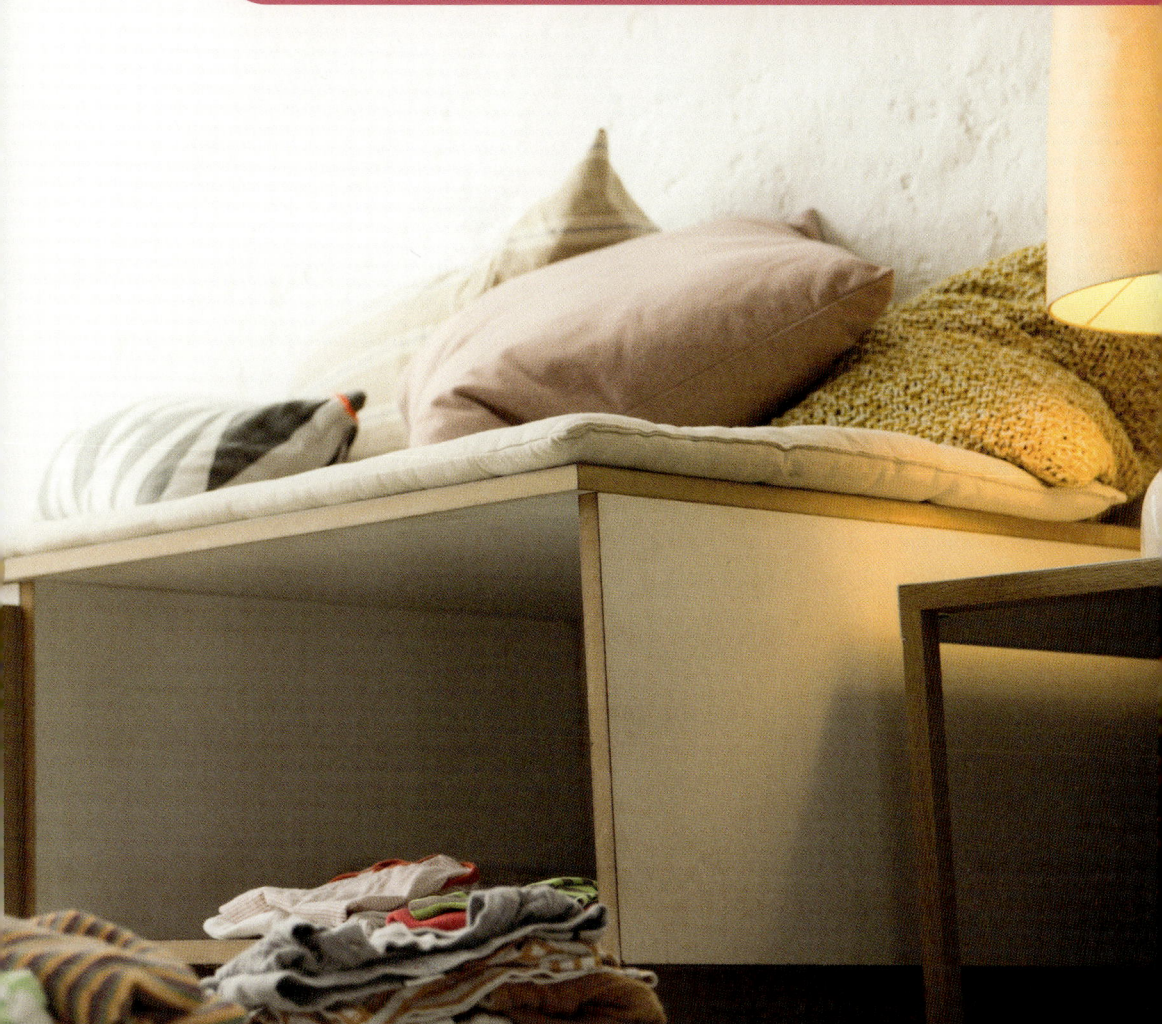

Auf die Plätze, fertig ...

... und los! Eine adäquate Vorbereitung, die richtige Einstellung und eine realistische Erwartungshaltung tragen dazu bei, dass der Endspurt gut gelingt.

Die richtige Lage

Es ist wunderbar, wenn Ihr Baby schon die richtige Position für den Startschuss ins Leben eingenommen hat. Die beste Lage, um geboren zu werden, ist die vordere Hinterhauptslage: Der Kopf befindet sich in Schädellage, weist also nach unten, zum Beckenausgang, und sein Rücken liegt links oder rechts, Mamas Bauchwand zugewandt. Aus dieser Lage heraus hat es das Baby am einfachsten, sein erstes Zuhause zu verlassen.

Aus der hinteren Hinterhauptslage geboren zu werden ist für Mama und Baby unbequemer, denn Babys Rücken liegt dann Mamas Rücken zugewandt, und es schaut mit seinem Gesicht zu Mamas Bauch. Unter der Geburt kann das Baby sich nicht so gut in die Wölbung der Beckenknochen einfügen und tut sich deshalb schwerer, nach draußen zu kommen.

Manche Babys bleiben in Beckenendlage, mit dem Kopf nach oben liegen, in der Nähe des mütterlichen Herzens. Nur in sehr wenigen, erfahrenen Geburtskliniken wird Babys, die sich am Ende der Schwangerschaft in dieser Position befinden, eine spontane Geburt erlaubt; in der Regel werden sie durch einen Kaiserschnitt geholt.

Auf jeden Fall durch Kaiserschnitt entbunden werden Babys, die quer im Bauch der Mutter liegen. Aus dieser Position heraus gibt es keine Möglichkeit, durch den Geburtskanal zu passen.

Glücklicherweise kann Mama ihrem Baby helfen. Die Geburtsmedizin kennt verschiedene Möglichkeiten, das Baby zum

in der Gebärmutter sind und erklären Sie dies aus seiner Sicht. Nutzen Sie bei der Innenansicht des Luftballons den Ausgang als Orientierungshilfe für den Eintritt in den Geburtskanal.

- Wenn Ihr Baby noch nicht richtig liegt, erklären Sie ihm, warum es aus seiner aktuellen Position nicht oder nur unter erschwerten Bedingungen geboren werden kann. Vermitteln Sie ihm anschließend, wie es seine Lage verändern kann, um sich in eine günstigere Position zu bringen. Tun Sie dies aus seiner Perspektive!

- Sehen Sie sich Zeichnungen zum Geburtsvorgang an und stellen Sie sich vor, wie Ihr Baby sein Köpfchen in den inneren Beckenausgang legen muss, damit es gut durch den Geburtskanal rutschen kann. Probieren Sie, ob Sie die Drehung, die Ihr Baby bei der Geburt vollziehen muss, aus seiner Perspektive nachvollziehen können.

- Zeigen Sie Ihrem Baby, wie es sein Köpfchen richtig einstellt und wie es diesen während der Passage durch den Geburtskanal drehen muss. Wenn Sie den Geburtsvorgang gemeinsam durchgehen, sagen Sie Ihrem Baby, dass es sich nur um eine Übung handelt und es noch Zeit hat bis zu seinem großen Auftritt.

- Wenn der große Tag gekommen ist, sind Sie beide gut vorbereitet. Ihr Baby auf das Geborenwerden und Sie auf das Gebären. Sie kennen nun seinen Weg und können es gut nach draußen begleiten.

Drehen zu bewegen (etwa das Moxen, die Indische Brücke oder die äußere Wendung), doch die einfachste Möglichkeit ist: Mit dem Baby reden! In meiner praktischen Arbeit mit Schwangeren habe ich hier schon mehrmals wahre Wunder erlebt! Alles Zufall!? Ja, möglicherweise. Aber einen Versuch ist es allemal wert.

Mit Nachhilfe in die Startposition

- Halten Sie nach Bildern Ausschau, anhand derer Sie sich die Lage Ihres Babys aus seiner Perspektive gut vorstellen können. Für die Beschreibung der Innensicht Ihres Babys können Sie sich einen Luftballon vorstellen: Er ist ebenfalls birnenförmig wie Ihre Gebärmutter und hat einen ähnlich geformten Ausgang.

- Beschreiben Sie Ihrem Baby die Position, die es gerade einnimmt. Stellen Sie sich dazu vor, dass Sie an seiner statt

Gebären heißt loslassen

Ihr Baby ist langsam bereit für seinen großen Tag. Und Sie vermutlich auch. Sie schnaufen vielleicht schon wie eine Dampflok, wissen nicht mehr, wie Sie sich hinlegen sollen, und an Schlaf ist gar nicht mehr zu denken? Ja, das ist verständlich. Eine besonders gute Vorbereitung auf die Geburt ist es, innerlich wirklich ganz und gar zuzustimmen, dass Ihr Baby aus seinem ersten Zuhause im Bauch auszieht. Horchen Sie doch einmal in sich hinein: Werden Sie wehmütig, wenn Sie daran denken, dass die Schwangerschaft nun bald vorbei ist? Gibt es etwas in Ihnen, das Sie hier zurückhaltend sein lässt? Keine Bange, das ist ganz normal, und es ist gut, diese Gefühle bewusst zuzulassen:

- Werden Ihnen die kleinen Aufmerksamkeiten und Freundlichkeiten fehlen, die Ihre Mitmenschen Ihnen aufgrund Ihrer Schwangerschaft zuteilwerden ließen?
- Genießen Sie es, eine andere, besondere Rolle zu besetzen? Fühlen Sie sich besonders wertvoll in der Schwangerschaft?
- Mögen Sie es, wenn freundliche Blicke auf Ihnen und Ihrem Bauch ruhen?
- Wird gerade wunderbar achtsam mit Ihnen umgegangen?
- Wie geht es Ihnen bei dem Gedanken, dass bald (fast) alle Aufmerksamkeit Ihrem Baby zuteil werden wird?
- Bald wird Ihr Bauch leer sein. Wie fühlen Sie sich bei diesem Gedanken?

Natürlich wissen Sie, dass das zu einem natürlichen Prozess gehört. Trotzdem kann der Verlust solcher schönen Gefühle schmerzhaft sein.

Vielleicht ist Ihnen auch – trotz der Freude auf das Baby – ein wenig bange, denn ein Baby bringt große Veränderungen in Ihr Leben. Wenn Sie sich Gedanken und Sorgen machen, schreiben Sie einen Notfallplan: Notieren Sie alle Punkte, die Sie bewegen, am besten ganz detailliert. Prüfen Sie dann, für welche Punkte jetzt schon Vorbereitungen getroffen werden können, und wenn Sie einen davon abhaken können, belohnen Sie sich dafür! Ihnen selbst wird solch ein Notfallplan innere Klarheit und einen guten Überblick schenken. Und da beides guttut, sollten Sie sich das ruhig auch gönnen.

Wenn Sie noch nicht wissen, was Babys brauchen, machen Sie sich nicht verrückt. Wie Tausende von Müttern vor Ihnen werden Sie in Ihre Aufgaben hineinwachsen. Sind Sie trotzdem unsicher? Das st auch nicht schlimm: An vielen Orten gibt es vielfältige Angebote für werdende Eltern. In SAFE®-Kursen (SAFE steht für Sichere Ausbildung für Eltern) beispielsweise lernen Sie einiges über die Bindungstheorie, die Bedürfnisse von Babys und ihre bindungsorientierte Beantwortung. In allen derartigen Seminaren, aber auch in den Geburtsvorbereitungskursen treffen Sie auf nette Gleichgesinnte, die dieselben Herausforderungen zu bewältigen haben wie Sie. Bereits vor der Geburt

Kontakte zu knüpfen hilft, frühzeitig jemanden zu haben, mit dem Sie gemeinsam durch die aufregende erste Zeit mit dem Baby gehen können.

Kurz vor der Entbindung ist es gut, wenn Sie damit beginnen, sich von Ihrem Baby zu verabschieden. Das klingt sicher komisch, weil Ihr Baby Sie gar nicht verlässt, sondern vielmehr in Ihr Leben treten wird. Während der Schwangerschaft teilten Sie und Ihr Baby jedoch eine ganz besondere Nähe, und wenn diese Zeit zu Ende geht, ist dies in der Tat ein kleiner Abschied und Grund genug, sich ein wenig Trauer zuzugestehen.

Bewusstwerden und Loslassen.

Erfahrungen aus der Praxis zeigen, dass Geburten kürzer und ungestörter verlaufen können, wenn eigene Hintergrundgefühle hinsichtlich der Geburt und der daraus erwachsenden Veränderungen vorher ins Bewusstsein kommen dürfen. Deshalb hier noch einmal eine Zusammenstellung von Aspekten, die bei der Geburt eines Babys von der Seele als Verlust empfunden werden können. Die Liste ist nicht vollständig, bietet aber viel Anregung, den eigenen Gefühlen näher zu kommen und mögliche Verlustängste aufzuspüren.

Privilegien/Besonderheiten
- Stolz auf Fruchtbarkeit / Weiblichkeit
- Rechtliche Vorteile
- gesellschaftlicher Schutz

- Fürsorgliches Verhalten des Partners / der Familie / des Freundeskreises
- Status als Schwangere (Anerkennung)

Veränderung der Nähe zum Baby
- Ende einer besonderen Art der Verbindung (Baby im Körper haben)
- Ende der einzigartigen Empfindungen der Kindsbewegungen
- Evtl. Abschließen der Familienplanung (»Das letzte Mal ...«)

Veränderungen des eigenen Lebens
- Werde ich dem Baby gewachsen sein?
- Werde ich eine gute Mutter / ein guter Vater sein?
- Wie wird sich meine partnerschaftliche Beziehung gestalten?
- Was wird aus meinen beruflichen Plänen?
- Wie wird mein soziales Leben nach der Geburt aussehen?
- Wie wird sich unsere wirtschaftliche Situation entwickeln?

Eigene Schwangerschafts- und Geburtserlebnisse
- Hat Ihre Mutter während der Schwangerschaft mit Ihnen eine geliebte Person verloren?
- Hatte Ihre Mutter vorzeitige Wehen?
- Kamen Sie zu früh, zeitgerecht oder nach dem Termin zur Welt?
- Sind Sie aus einer besonderen Kindslage geboren oder sind Sie ein Kaiserschnittkind?
- Wie verlief die Geburt? Und die erste Zeit danach?

Kulturschock: Welt

Die Geburt ist ein großer Schritt ins Leben. Die Fruchtblase platzt, und gerade noch umgeben von Flüssigkeit und geschützt von dem Druck der Wehen, fühlt sich die gewohnte Umgebung mit dem Ablaufen des Fruchtwassers plötzlich ganz direkt und unmittelbar an. Mit jeder Kontraktion erhält Ihr Baby eine kräftige Massage, die das Fruchtwasser aus seinen Lungengängen herauspresst, damit sie frei und bereit sind für den ersten Atemzug im neuen Zuhause: der Welt.

Kaum draußen und befreit von der Beengtheit und dem körperlichen Druck, »entfaltet« sich Babys Brustkorb, und wie ein Blasebalg saugen seine Lungen die erste Atemluft durch die Atemwege bis hinein in die Lungenbläschen. Vieltausendfach hat es diesen Moment schon im Mutterleib geübt, seine Muskulatur trainiert und das Fruchtwasser eingesogen und wieder hinausgedrückt.

War eben im Mutterleib das Licht noch gedämpft, ist das Licht draußen grell und blendend. Und die Geräusche, die bisher abgeschwächt an die kleinen Ohren drangen, klingen nun laut und kreischend. Die gravierendste Veränderung dürfte aber der Verlust des Halts und der Wärme sein. Aus der Enge der Gebärmutter und nach dem Durchquetschen durch den Geburtskanal rutscht das Baby in eine ungewohnt kühle Grenzenlosigkeit – aber zum Glück warten schon liebevolle Hände, um es in den Arm und an die warme Brust zu nehmen.

Mit dem ersten Atemzug und dem Durchtrennen der Nabelschnur ändern sich die Druckverhältnisse in Babys Blutkreislauf. Die Sauerstoffanreicherung des Blutes findet nun nicht mehr über die Plazenta statt, sondern über den kleinen Lungenkreislauf. In kürzester Zeit ist das Baby fähig, in einer völlig veränderten Umgebung zu überleben. Was für ein Wunder!

Auch bei der Nahrungsaufnahme gibt es Neues: Bisher bekam das Baby seine Nährstoffe über den Mutterkuchen. Nun kann es zeigen, dass es im Mutterleib schon fleißig Saugen und Schlucken geübt hat, denn jetzt kommt das Programm für Fortgeschrittene: Saugen, Schlucken und Atmen!

Ihr Baby ist wirklich ziemlich gefordert, und ihm wird viel Anpassung abverlangt: Es muss selbständig atmen, üben, seine Körpertemperatur selbst zu regeln, seine Nahrung selbst aufnehmen und verdauen, sich an neue Sinneseindrücke gewöhnen und dabei viel Energie zum Wachsen und Gedeihen aufbringen. Aber es hat in Ihrem Bauch schon viel gelernt und ist nun reif genug, diesen Anforderungen erfolgreich zu begegnen.

Umzugsvorbereitungen
- Erzählen Sie Ihrem Baby bereits vor seiner Geburt, was draußen in Ihrer

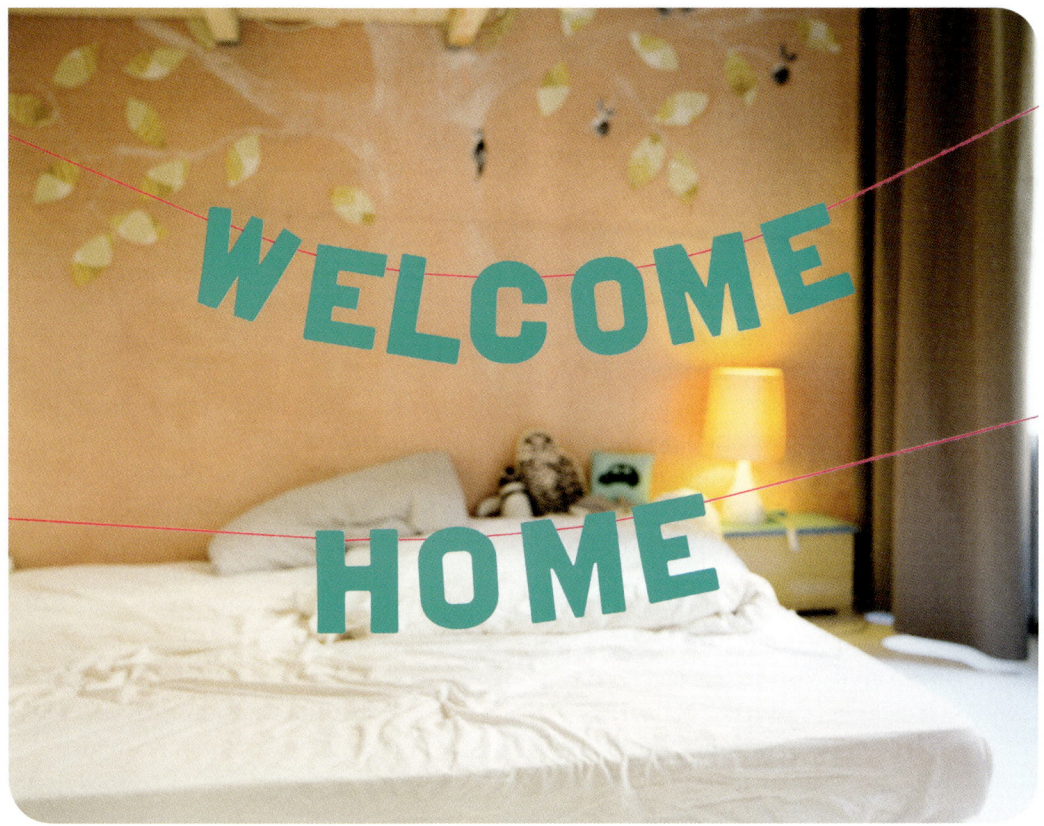

Welt alles anders sein wird, damit es sich auf diese Veränderungen vorbereiten kann. Es wird ihm gefallen, denn Babys lieben es, etwas über das neue Zuhause zu erfahren – auch wenn dieser Gedanke Sie zunächst überraschen oder auch erstaunen mag.

• Vielleicht sind Sie selbst auch überrascht, was Ihr Baby alles Neues lernen muss, und bauen jetzt schon Verständnis dafür auf, dass es später ab und an jammern oder weinen wird.

• Es ist gut möglich, dass Ihr Baby nach der Geburt öfter mal schreit und Sie keinen ersichtlichen Grund dafür finden. Vielleicht möchte Ihr Baby Ihnen von seiner Geburt »erzählen«. Leider hat es keine andere Möglichkeit, als sich durch Schreien auszudrücken. Geben Sie ihm Zeit, damit es sich langsam und in Ruhe an seine neue Welt gewöhnen kann. Bleiben Sie gelassen, wenn es weint, dann kommt Ihr Trost sicher bei ihm an.

Geburt:
Die Eröffnungsphase

Seit Sie schwanger sind, haben Sie und Ihr Baby gemeinsam mit dem Hormon Progesteron dafür gesorgt, dass die Schwangerschaft erhalten und der Muttermund verschlossen bleibt. Nun, gegen Ende der gemeinsamen Zeit, übernehmen andere Hormone die Regie und sorgen dafür, dass der Muttermund weich und geburtsreif wird.

Die meisten Babys kommen zwischen der 38. und der 42. Schwangerschaftswoche auf die Welt. Die Unterschiede ergeben sich dadurch, dass jedes Mama-Baby-Paar biochemisch auf einzigartige Weise aufeinander abgestimmt ist und deshalb seine ganz eigene Schwangerschaftsdauer hat. Über den exakten Zeitpunkt der Geburt scheinen jedoch Hormone aus Babys Gehirn zu entscheiden. Wann der richtige Zeitpunkt für Babys Geburt gekommen ist, ist also das Ergebnis eines gemeinsamen Gesprächs zwischen Ihren Hormonen und denen Ihres Babys.

Auch wenn wir das gern vergessen: Nicht nur auf der körperlichen Ebene finden gegen Ende der Schwangerschaft reichlich Veränderungen statt, auch Ihr Geist und Ihre Seele stellen sich jetzt um und bereiten sich darauf vor, eine neue Perspektive einzunehmen: vom Halten und Bewahren zum Freigeben und Loslassen Ihres Babys!

Sie können sich wunderbar auf diese Phase der Geburt vorbereiten: Glauben Sie an die Fähigkeit Ihres Körpers, auf Ihre Gedanken und Gefühle zu hören, denn dies wird unter der Geburt zu Ihrem mächtigsten Werkzeug!

Sie fragen sich vielleicht, was das für Gedanken und Gefühle sein könnten, die Ihrer Gebärmutter dabei helfen können, sich auf die Eröffnungsphase einzustimmen? Nun, hier sind alle inneren Bilder geeignet, die Sie mit Öffnen, Nachgeben, Lockern, Raum- oder Platzgeben, Fließen-/Geschehenlassen und Loslassen in Verbindung bringen. Manche Frauen stellen sich zum Beispiel eine sich öffnende Blume oder einen wunderschönen Sonnenaufgang vor. Am wirkungsvollsten sind Bilder, die Ihrem eigenen Inneren entspringen. Denn in ihnen steckt Ihre ganz persönliche Kraft und Intuition. Nehmen Sie sich ruhig Zeit, gehen Sie in sich und beobachten Sie, welche Bilder in Ihnen auftauchen, dann haben Sie schon erste Anhaltspunkte. Das richtige Bild haben Sie gefunden, wenn Ihnen Ihr Gefühl sagt, dass es das passende für Sie ist. Üben Sie die Vorstellung Ihres inneren Bildes immer wieder vor der Geburt in einem entspannten Zustand, damit Ihr Körper dieses Eröffnungs-Bild fest in sich verankern kann.

Haben Sie auch Vertrauen in die Fähigkeiten Ihres Babys! Es ist gar nicht so hilflos, wie Sie vielleicht denken. Auf seiner zellulären Ebene hat es sogar schon eine gewisse Art von Geburtser-fahrung gesammelt: Bereits im 16- bis 32-Zell-Stadium musste es sich durch die Enge zwischen Eileiter und Gebärmutter-eingang hindurchquetschen und als früher Embryo aus seiner ersten Hülle (Zona pellucida) schlüpfen, damit es sich in Ihre Gebärmutterwand einnisten konnte. Ihr Baby bringt also schon Kompetenz mit für die kommende Herausforderung.

Bilder für die Eröffnungsphase

- Suchen Sie nach einem für Sie passenden inneren Bild für diese Phase der Geburt. Je besser es Ihre Idee von »Öffnen« erfasst, umso besser ist die Wirkung! Und beginnen Sie beizeiten mit der Suche! Es ist wichtig, dass Sie ein für Sie stimmiges Bild finden, denn damit lässt sich eine bessere Wirkung erzielen als mit einem, dass Sie nur mit halbem Herzen ausgesucht haben.
- Üben, üben und nochmals üben! Wenn Sie Ihr Bild gefunden haben, dann üben Sie im Zustand von Entspannung, dieses Bild abzurufen und der dazugehörenden Gefühle gewahr zu werden. Ein fest verankertes inneres Bild hilft Ihrer Seele und Ihrem Körper, die Vorgänge unter der Geburt zu unterstützen. Geben Sie Ihrem Körper ausreichend Zeit, das Bild zu verinnerlichen.
- Denken Sie unter der Geburt daran, sich an Ihr Bild zu erinnern! Wenn Sie Ihre Gedanken auf dieses innere Bild richten und die dazugehörenden, schönen Gefühle reaktivieren, macht Sie dies zur Herrin der Lage. Dann können

Sie nicht mehr so leicht vom Geburts-geschehen überrollt werden, denn Sie und Ihr Körper haben etwas, woran Sie sich orientieren können. Das gibt Ihnen Ihre Kontrolle zurück und macht Sie unabhängiger von der Unterstützung anderer.

- Wenn Sie gern singen, können Sie unter der Geburt, aber auch schon vorher zu Übungszwecken, auf den Buchstaben A tönen und für eine innere Resonanz sorgen. Diese Technik wirkt am besten, wenn die Mundhöhle locker, der Kiefer entspannt und die Lippen leicht geöffnet sind – falls Sie sich darauf unter der Geburt noch konzentrieren können. Die raumgebende Mundhöhle beim Ausatmen auf A öffnet den Beckenboden! Um diese Verbindung zu erspüren, können Sie einmal versuchen, ein A zu singen und dabei den Beckenboden festzuhalten. Und dann probieren Sie es mit Loslassen. Sie werden sehen: Mit lockerem Beckenboden singt es sich viel leichter. Vielleicht werden Sie unter der Geburt daran denken.

Geburt:
Die Austreibungsphase

Die zweite Phase, das Geboren-Werden des Babys, beginnt, wenn der Muttermund vollständig geöffnet ist. Zuvor, während der Eröffnungsphase, sorgten die Gebärmutterkontraktionen dafür, dass sich die Gebärmutter im oberen Bereich zusammenzieht, das Baby nach unten, gegen den inneren Muttermund, gepresst wird und sich der Muttermund verkürzt und unter dem Druck öffnet. Diese Phase, die den Presswehen kurz vorausgeht und als sogenanntes Übergangsstadium bekannt ist, empfinden viele Frauen als besonders unangenehm. Typisch für diesen Zeitpunkt ist das Gefühl, keine Kraft mehr zu besitzen und nicht mehr zu können, was in diesem Stadium den Ruf nach einem Schmerzmittel laut werden lässt. Dann ist es gut zu wissen, dass die Geburt bereits kurz bevorsteht und das Baby vermutlich schon da ist, bevor die Medikamente richtig wirken können.

Falls Sie von Ihrem Partner oder einer Freundin zur Geburt begleitet werden, bereiten Sie sie darauf vor, dass Sie sich in dieser Phase ungeduldig, gereizt, wütend oder mutlos zeigen könnten. Es sind Reaktionen, die ganz typisch für dieses Stadium sind, deshalb mögen sie hier mit Nachsicht und Ermutigung an Ihrer Seite stehen. Bald haben Sie und Ihr Baby es geschafft und dann werden Sie wieder ganz die Alte sein!

Mit der Übergangsphase beginnt die Reise Ihres Babys in seine neue Welt: Eben noch spürte es während der Gebärmutterkontraktionen einen festen Druck an seinem Hinterköpfchen, nun spürt es den Druck ringförmig in Richtung Nacken und Gesicht wandern, wie beim Schlüpfen durch den engen Kragen eines Rollkragenpullovers. Dem Geburtskanal folgend, dreht es Kopf und Körper, um den Platz zu nutzen, den ihm Ihre Beckenknochen und -muskeln anbieten. Welle für Welle schiebt und drückt sich Ihr Baby mithilfe Ihrer Gebärmutterkontraktionen vorwärts, bis sein Köpfchen die letzte Engstelle, den Scheidenausgang, passiert. Mit Durchtritt des Köpfchens begegnen sich Vergangenheit (vorgeburtliche Zeit), Gegenwart (Geboren-Werden) und Zukunft (nachgeburtliche Welt). Dies ist ein ganz besonderer Moment, in dem die Zeit stillsteht, bevor der Körper vollends herausgleitet ins Hier und Jetzt.

Wie das Gebären ist auch das Geboren-Werden ein energiegeladener Prozess und eine gemeinschaftliche Angelegenheit von Mama und Baby. Interessanterweise beinhaltet auch sie Aspekte der Sozialisierung, denn um gut durch den Geburtskanal zu kommen, ist es Babys Aufgabe, sich einzufügen, sich (an)leiten zu lassen und trotzdem aktiv mitzuarbeiten. Die Aufgabe der Mutter besteht hingegen darin, die der Geburt innewohnende Kraft zu kanalisieren und dem Baby so Orientierung, Halt, Führung und Geleit zu geben. All dies sind Qualitäten, die auch auf dem weiteren Lebensweg die Mutter-Kind-Beziehung gestalten werden.

Für diese Phase der Geburt sind jene inneren Bilder geeignet, die die ungezähmte Energie aufgreifen, die für die Austreibungsphase kennzeichnend ist. Als Beispiele ließe sich anführen: Sich im Meer liegend von den Wellen mittragen lassen, begleitet von dem Gedanken: Je kräftiger die Wellen sind, desto weiter bringen sie mich und das Baby in Richtung Ziel. Oder mit der Wellenenergie mitzutauchen. Auch ein Ritt über mehrere hohe Hindernisse wäre ein vorstellbares Bild. Wichtig ist auch hier, dass Sie sich ein Bild suchen, das zu Ihnen passt, mit dem Sie sich identifizieren können und das positive und kraftvolle Gefühle in Ihnen auslöst. Wenn Sie dann Ihre Energie auf das Ziel hin ausrichten, kann jede Kontraktion als freudiges Ereignis wahrgenommen werden, das Sie mit jeder Welle Ihrem Ziel ein Stückchen näher bringt. Lassen Sie sich von dieser Kraft ergreifen und mitreißen. Und was für die Entspannungsphase galt, gilt auch hier: Nutzen Sie die Möglichkeiten, die Ihnen die Selbsthypnose bietet, und üben, üben, üben Sie!

Bilder für die Austreibungsphase

- Auch für Ihr Baby ist das Geboren-Werden eine spannende Angelegenheit. Zu wissen, was kommt, macht gelassener. Erzählen Sie Ihrem Baby deshalb, was auf es zukommt, so bereiten Sie sich beide auf das bevorstehende Ereignis vor.
- Sagen Sie Ihrem Baby, dass Sie beide sich am anderen Ende dieses Wegs auf eine ganz neue Weise wiederbegegnen werden!
- Nutzen Sie die Kraft der inneren Bilder auch für diesen Prozess. Suchen Sie nach Assoziationen, die nach Ihrem Empfinden die Kraft dieses Teils des Gebärens am besten widerspiegeln, und üben Sie zum Ende der Schwangerschaft, diese Bilder aktiv vor Ihrem inneren Auge auftauchen zu lassen.
- Erlauben Sie sich, sich von der Geburtsenergie mitnehmen zu lassen. Orientieren Sie sich gleichzeitig an Ihrem Ziel: dem Empfang Ihres Babys. So spüren Sie am besten, wie Sie jede Welle Ihrem Ziel näher und näher bringt.
- Manche Frauen bringen unter der Geburt ihre Empfindungen durch Tönen, Schreien oder Stöhnen zum Ausdruck. Erlauben Sie sich ebenfalls, sich so zu verhalten, wie es Ihrem Naturell entspricht!

Geburt:
Die Nachgeburtsphase

Die Ankunft Ihres Babys in dieser Welt läutet die letzte Runde des Geburtsvorgangs ein: die Ausstoßung der Plazenta und der Eihäute. Nachdem Sie und Ihr Baby nun auf eine ganz neue Weise miteinander in Kontakt treten können, werden die alten Hilfsmittel für die Verständigung nicht mehr gebraucht. Alle Aufgaben, die bisher die Plazenta übernommen hatte, kann jetzt das Baby selbst erfüllen. Der Mutterkuchen hat Ihr Baby in den Wochen zuvor schon auf die neuen Aufgaben vorbereitet, indem er sich allmählich von seiner Arbeit zurückgezogen hat. Auch die Eihäute, die all die Monate in engem Kontakt mit der Innenwand Ihrer Gebärmutter standen, haben nun ihren Zweck erfüllt.

Während bei Ihnen und Ihrem Baby jetzt Annäherung und Wiederbegegnung im Zentrum stehen, geht es in Ihrer Gebärmutter weiterhin um Trennung und Loslösung. Beide Aspekte, Nähe als Ausdruck von Zuneigung und Loslösen als Ausdruck von Eigenständigkeit, sind eng mit einander verbunden: Die Hormone (Oxytocin und Prostaglandine), die während der intensiven, ersten Mama-Baby-Begegnung in großen Mengen ausgeschüttet werden, veranlassen die Gebärmutter, sich stark zusammenzuziehen. Das verhindert einen größeren Blutverlust durch die Geburt, weil die Kontraktionen die Oberfläche ihrer Innenseite sehr schnell verkleinern und die Blutgefäße, die bisher für die Versorgung Ihres Babys notwendig waren, abdrücken.

In der Nachgeburtsphase treffen zwei psychologische Aspekte aufeinander: zum einen die Bereitschaft, sich von der vorgeburtlichen Form des Kontakts zum Baby zu verabschieden (Ablösung von Plazenta und Eihäuten), um sich gemeinsam mit Ihrem Baby auf einer neuen Ebene wiederfinden zu können. Ein Festhalten an diesem vorgeburtlichen Kontakt kann die Nachgeburt verzögern oder unvollständig ablaufen lassen. Zum anderen die Erkenntnis, dass es an der Zeit ist, sich aus einem bisher wichtigen Geschehen zurückzuziehen und sich auf die frühere, um im Bild der Gebärmutter zu bleiben, »ungefüllte« Form zurückzubesinnen (Kontraktion). Dies ist ebenso wichtig wie die Ablösung, denn die Rückbesinnung auf das »Ursprüngliche« oder den eigenen »Kern« ist im wahrsten Sinnes des Wortes ein Schutz gegen das Ausbluten (Nachblutungen).

Sie haben es geschafft!
- Die Geburt der Plazenta und der Eihäute vollendet die gemeinsame Zeit der Schwangerschaft; eine neue Zeit bricht an. Visualisieren Sie die Geburt als erfolgreiches Erlebnis! Alles hat wunderbar geklappt. Nehmen Sie Ihre Gefühle vorweg: Spüren Sie den Stolz, den Sie auf Ihre weiblichen Fähigkeiten haben werden, wenn Ihr wundesvolles Baby in Ihren Armen liegt.

- Vielleicht haben Sie Lust sich vorzustellen, wie Sie Ihr Baby im Arm halten: Die Nähe zum Baby, wie Sie es streicheln und sein Saugen an Ihrer Brust veranlassen die Ausschüttung von Hormonen, die die Kontraktionen fördern. Lassen Sie dabei in Ihrem Kopf die Vorstellung entstehen, wie Ihre Brüste angenehm kribbeln, während die Milch wunderbar unkompliziert durch die Gänge zu den Brustwarzen strömt, um dort vom Baby entgegengenommen zu werden.
- Heißen Sie auch die letzten Kontraktionen willkommen, denn Sie helfen Ihrem Körper, in seinen früheren Zustand zurückzukehren und Sie vor unnötigem Blutverlust zu schützen.
- Üben Sie auch dieses Bild bereits vor der Geburt, damit Ihr Körper ausreichend Zeit hat, Ihren inneren Bildern Folge zu leisten.
- Vertrauen Sie auf Ihre Hormone und lassen Sie sie die weitere Arbeit tun!

Jedes Ende ist ein neuer Anfang

Mit der Ankunft des Babys endet nicht nur eine Schwangerschaft, sondern auch dieses Buch. Vielleicht löste das Gelesene bei Ihnen Staunen aus, dann wünsche ich Ihnen, dass die Informationen und Übungen, die Ihnen begegnet sind, einen neuen Blickwinkel auf die Schwangerschaft und Ihr Baby eröffnen konnten. Nach allem, was ich recherchiert und gelernt habe, bin ich überzeugt davon, dass wir Menschen von Anfang an soziale Wesen sind, somit auch von Anbeginn an empfänglich für liebevolle Zuwendung. Und die Schwangerschaft aus der Perspektive eines Babys zu betrachten eröffnet eine neue Form der vorgeburtlichen Beziehung, von der Sie und Ihr Baby nur profitieren werden.

Vielleicht haben Sie bereits während der Lektüre begonnen, sich Ihrem Kind zuzuwenden, mit ihm in Kontakt zu gehen und haben bereits spüren dürfen, wie es darauf reagiert. Vielleicht zögern Sie auch noch, denn gewöhnungsbedürftig ist sie sicher, diese Sicht der Schwangerschaft vom Kind aus; vor allem in unserer heutigen Zeit, in der eine eher medizinisch-rationale Sicht von Mutter und Kind vorherrscht, die oft ohne seelisches Gegengewicht im Raum steht. Deshalb ist dieses Buch dem besonderen Zauber der vorgeburtlichen Zeit gewidmet; möge es Sie weiterhin durch die Schwangerschaft begleiten! In diesem Sinne wünsche ich Ihnen und Ihrem Baby von ganzem Herzen alles Gute für die Zukunft!

Service

Bücher

Jane Coad, Melvin Dunstall: **Anatomie und Physiologie für die Geburtshilfe**. Elsevier, München 2007

Gerald Hüther: **Die Macht der inneren Bilder**. Vandenhoeck & Ruprecht, 8. Auflage, Göttingen 2014

Keith Moore, T.V.N. Persaud: **Embryologie**. 5. Auflage. Elsevier, München 2007

Johannes W. Rohen, Elke Lütjen-Drecoll: **Funktionelle Embryologie**. Schattauer, 4. Auflage, Stuttgart 2011

Ulfig N: **Embryologie**. Thieme Verlag, 2. Auflage, Stuttgart 2009

Fachartikel

Adams M: The Primary Cilium: **An Orphan Organelle Finds a Home**. Nature Education 3(9), 2010: 54

Bettermann H, Amponsah D, Cysarz D, Van Leeuwen P: **Musical rhythms in heart period dynamics: a cross-cultural and interdisciplinary approach to cardiac rhythms**. Am Physiological Society 1999

Blount ZD, Barrick JE, Davidson CJ, Lenski RE: **Genomicanalysis of a key innovation in an experimental Escherichia coli population**. Nature 489, 2012: 513–518

Bühling KJ, Bohnet HG: **Ursachen und Therapie der Schwangerschaftsübelkeit**. Frauenarzt 47(12), 2006

Davenport JR, Yoder BK: **An incredible decade for the primary cilium: a look at a once-forgotten organelle**. Am J Physiol Renal Physiol 289, 2005: F1159–F1169

DiPietro JA: **Psychological and psychophysiological considerations regarding the maternal-fetal relationship**. Infant Child Dev 19(1), 2010: 27–38

Doubilet PM & Benson CB: **Outcome of first-trimester pregnancies with slow embryonic heart rate at 6–7 weeks gestation and normal heart rate by 8 weeks at US**. Radiology 236(2), 2005: 643–646

Feldman R, Weller A, Zagoory-Sharon O, Levine A: **Evidence for a neuroendocrinological foundation of human affiliation: plasma oxytocin levels across pregnancy and the postpartum period predict mother-infant bonding**. Psychol Sci 18(11), 2007: 965–970

O'Connor Th G, Bergman K, Sarkar P, Glover V: **Prenatal cortisol exposure predicts infant cortisol response to acute stress**. Developmental Psychobiology 2012: 2–11

Gray MA, Rylander K, Harrison NA, Wallin BG, Critchley HD: **Following one's heart: cardiac rhythms gate central initiation of sympathetic reflexes**. J Neurosci 29(6), 2009: 1817–1825

Heinrichs M, Baumgartner Th, Kirschbaum C, Ehlert U: **Social support and oxytocin interact to suppress cortisol and subjective responses to psychosocial stress**. Biol Psychiatry 54, 2003:1389–1398

Hille-Rehfeld A: **Geburtsvorgang: Gehirn auf Sparflamme durch Oxytocin**. Biologie unserer Zeit 2(37), 2007:84

Huizink AC, Robles de Medina PG, Mulder EJ, Visser GH, Buitelaar JK: **Stress during pregnancy is associated with developmental outcome in infancy**. J Child Psychol Psychiatry 44(6), 2003: 810–818

Kapoor A, Dunn E, Kostaki A, Andrews MH, Matthews SG: **Fetal programming of hypothalamo-pituitary-adrenal function: prenatal stress and glucocorticoids**. J Physiol 572(1), 2006: 31–44

Kisilevsky BS, Hains SM, Brown CA, Lee CT, Cowperthwaite B, Stutzman SS, et al.: **Fetal sensitivity to properties of maternal speech and language**. Infant Behav Dev 32(1), 2009: 59–71

Knackstedt MK, Hamelmann E, Arck PC: **Mothers in stress: consequences for the offspring**. Am J Reprod Immunol 54(2), 2005: 63–69

Levin M, Stevenson CG: **Regulation of cell behavior and tissue patterning by bioelectrical signals: challenges and opportunities for biomedical engineering**. Annu Rev Biomed Eng14, 2012: 295–323

Levine A, Zagoory-Sharon O, Feldman R, Weller A: **Oxytocin during pregnancy and early postpartum: individual patterns and maternal-fetal attachment.** Peptides 28(6), 2007: 1162–1169

Nomura RM, Campos CF, Bessa Jde F, Miyadahira S, Zugaib M: **Comparison of Fetal Heart Rate Patterns in the Second and Third Trimester of Pregnancy.** RevBras Ginecol Obstet 32(9), 2010: 420–425

Partanen E, Kujala T, Tervaniemi M, Huotilainen M (2013): **Prenatal music exposure induces long-term neural effects.** PLoS ONE 8(10), 2013: e78946. doi:10.1371/journal.pone.0078946

Rott H-D: Ultraschalldiagnostik: **Neuere Bewertung der biologischen Sicherheit.** Deutsches Ärzteblatt 93 (23), 1996: 1533–1537

Schmidt MH, Petermann F, Schipper M: **Epigenetik – Revolution der Entwicklungspsychopathologie?** Kindheit und Entwicklung 21(4), 2012: 245–253

Smith LS, Dmochowski PA, Muir DW, Kisilevsky BS: **Estimated cardiac vagal tone predicts fetal responses to mother's and strangers's voices.** Develop Psychobiol 49, 2007: 543–547

Sohmer H, Perez R, Sichel J-Y, Priner R, Freeman S: **The pathway enabling external sounds to reach and excite the fetal inner ear.** Audiology & Neurotology 6, 2001: 109–116

Sonnenmoser M: **Soziale Zurückweisung: Hohes Erkrankungsrisiko.** Deutsches Ärzteblatt Heft 9, 2011

Strahlenschutzkommission (SSK): **Ultraschallanwendung am Menschen, Empfehlung der Strahlenschutzkommission.** Verabschiedet in der 256. Sitzung der Strahlenschutzkommission am 19./20. April 2012

Vickhoff B, Malmgren H, Åström R, Nyberg G, Ekström S-R, Engwall M, Snygg J, Nilsson M, Jörnsten R: **Music structure determines heart rate variability of singers.** Frontiers in Psychology 4(334), 2013: 1–16

Weller S, Linderkamp O: **»Pas de Deux« im Mutterleib: Über die mögliche Bedeutung der mütterlichen Herzaktivität für die Ausbildung der kindlichen Wahrnehmungs- und Interaktionsfähigkeit.** In: Hildebrandt S, Schacht J, Blazy H (Hsg): Wurzeln des Lebens. Mattes Verlag, Heidelberg 2012

Stichwortverzeichnis

A
Akupressur 53
Amygdala 70
Angst
– Auswirkung 70
– Hilfe bei 55, 71
– vor der Geburt 94
Anpassung 18
Anti-Stress-Strategien 78
Atemübung
– Einnistung 31
– Kontaktaufnahme 35
– Lächeln 44
– positive Energie 33
Äußere Wendung 93
Austreibungsphase 100
Autogenes Training 71, 88

B
Babytagebuch 83
Baden 68
Beckenendlage 92
Befruchtung 28
Befruchtung, künstliche 27, 29
Berührungen, Wirkung von 73
Bewegung, Einfluss 36
Bewusstsein, Entwicklung 16
Bindung
– Förderung 20
– sichere 19, 38
Bindungsanalyse,
   vorgeburtliche 10, 12, 60, 64
Bindungsforschung 21
Bindungstheorie 19, 20, 21, 94
Blutversorgung, des Babys 56
Botenstoffe. Siehe Hormone
Brief 82

C
Chromosomen 28

E
Eierstock 26, 28
Eihäute 30, 102
Eisprung 28
Eizelle 26
– Bildung von 51
– Reifung 26

Enkelkinder, zukünftige 50
Entspannungstechniken 71, 88
Entspannungsübung 79
Entwicklung
– Gehör 40
– kommunikative 15
Entwicklungsstörungen 22, 34
Epigenetik 11, 15
Erbanlagen 28
Erbinformation.
   Siehe Chromosomen
Erbrechen 52
Erinnerungen
– epigenetische 16
– frühe 16
– zelluläre 16
Eröffnungsphase 98

F
Fantasiereisen 88
Fehlgeburtsrisiko 54
Feinfühligkeit 22, 38

G
Gebärmutter 27, 28, 35, 40
– Aufbau 85
– Einnistung 30
– Entwicklung 84
– Eröffnungsphase 98
– Funktionen 84
Geburt 96
– Anpassung des Babys 96
– Austreibungsphase 100
– Eröffnungsphase 98
– Nachgeburtsphase 102
– Vorbereitung auf die 60
– Zeitpunkt 98
Geburtserlebnis 102
Geburtsgewicht, geringes 20
Geburtsposition, optimale 93
Gehör, Entwicklung 40
Gelassenheit 88
Gelbkörperhormon 28, 30
Geliebtsein, Gefühl des 38
Geräusche im Mutterleib 40, 47
Geschlechtsverkehr 29
Gesundheitliche Probleme,
   Entstehung von 17

H
Hatching 30
Herzfrequenz 34
Herz-Hirn-Verbindung 32, 34
Herzschlag 32
Hidas, György 11
Hilfe, professionelle 71
Hinterhauptslage 92
Hörfähigkeit 41
Hormone 13, 14, 28, 44, 46, 52,
   62, 70, 71, 72, 76, 98, 102

I
Immunsystem
– und Partnerwahl 56
Indische Brücke 93
Ingwer 53

K
Kerze 58
Kindsbewegungen 60
Kleidung, enge 57
Körpergrenzen, Wahrnehmung
   der 60
Körpersprache 46

L
Lächeln 44
Lachen 44, 62
Lärm, Auswirkungen 74

M
Mikrovilli 30
Miss-Eizell-Wahl 26
Motorik, Entwicklung 36
Moxen 93
Musik, Wirkung von 74
Mutterkuchen. Siehe Plazenta

N
Nachgeburtsphase 102
Nervensystem, autonomes 48
Neurulation 50

O
Oxytocin 71, 72, 76
– Schutzwirkung 76

P
Papa 28, 35, 41, 58, 68, 73, 77
Plazenta 54, 56, 96
– Aufgaben 57
– Geburt 102
Plazenta, Aufbau 56
Pränataldiagnostik 42
Presswehen 100
Progressive Muskelentspannung 71, 88
Psychologie, vorgeburtliche 11

R
Raffai, Jenö 11, 60
Rituale 64

S
Sauerstoffmangel, unter der Geburt 77
Schädellage 92
Schaukeln 36
Schreibabys 70, 97
Schwingungen, Wahrnehmung von 41
Selbsthypnose 88
Signale
– akustische 46
– biochemische 46
– des Körpers 80
– mechanische 47

Sonographie. Siehe Ultraschall-untersuchungen
Spazieren gehen 36, 47
Spermien 28
Spielen 62
Stillen 76
Stimme, der Mutter 74
Stoffwechsel, Sauerstoff-versorgung 86
Streicheln 73
Stress
– bei Babys 22
– Hilfe bei 49, 78
– Wirkung von 19, 32, 34, 48, 57, 70
Symbiose 52

T
Tanzen 36
Trophoblasten 56

U
Übelkeit 52
– Hilfe bei 53
Ultraschalluntersuchungen 42, 55, 70
Untersuchungen, vorgeburtliche 42

V
Vater. Siehe Papa
Verbindungsprobleme 22
Verbindungsstörungen 22
Verlustängste 95
Vibrationen 36, 41
Vibrationsreize 36
Vitamin B 53

W
Wasser 68
Wehen 96
Werde-Kerze 58
Wesen, soziales 9, 14
Wohlgefühl des Babys 62, 72, 73

Y
Yoga 88

Z
Zentrosom 28
Zilien 41, 42
Zirkel der weisen Frauen 66
Zona pellucida 30, 99
Zwillinge 26
Zygote 16

Liebe Leserin, lieber Leser,

hat Ihnen dieses Buch weitergeholfen? Für Anregungen, Kritik, aber auch für Lob sind wir offen. So können wir in Zukunft noch besser auf Ihre Wünsche eingehen. Schreiben Sie uns, denn Ihre Meinung zählt!

Ihr TRIAS Verlag

E-Mail Leserservice
kundenservice@trias-verlag.de

Lektorat TRIAS Verlag
Postfach 30 05 04
70445 Stuttgart
Fax: 0711 89 31-748

Das Rundum-Sorglos-Paket

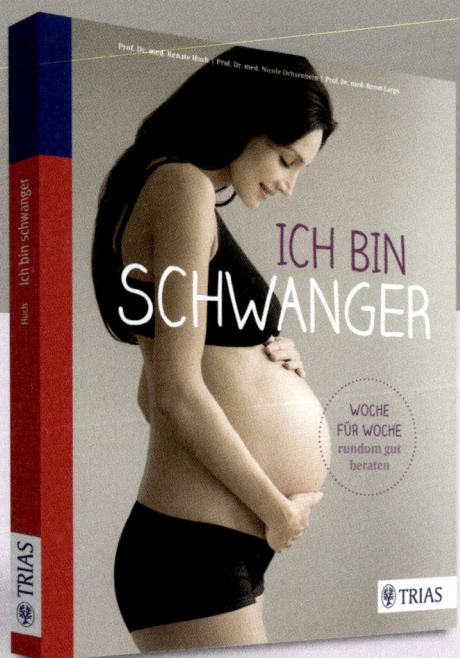

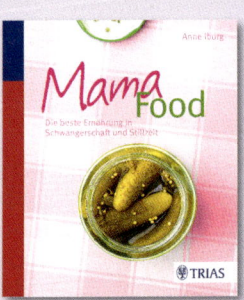

Renate Huch
Ich bin Schwanger
€ 29,99 [D] / € 30,90 [A] / CHF 42,–
ISBN 978-3-8304-6858-5
Alle Titel auch als E-Book

Anne Iburg
Mama-Food
€ 14,99 [D]
ISBN 978-3-8304-6848-6

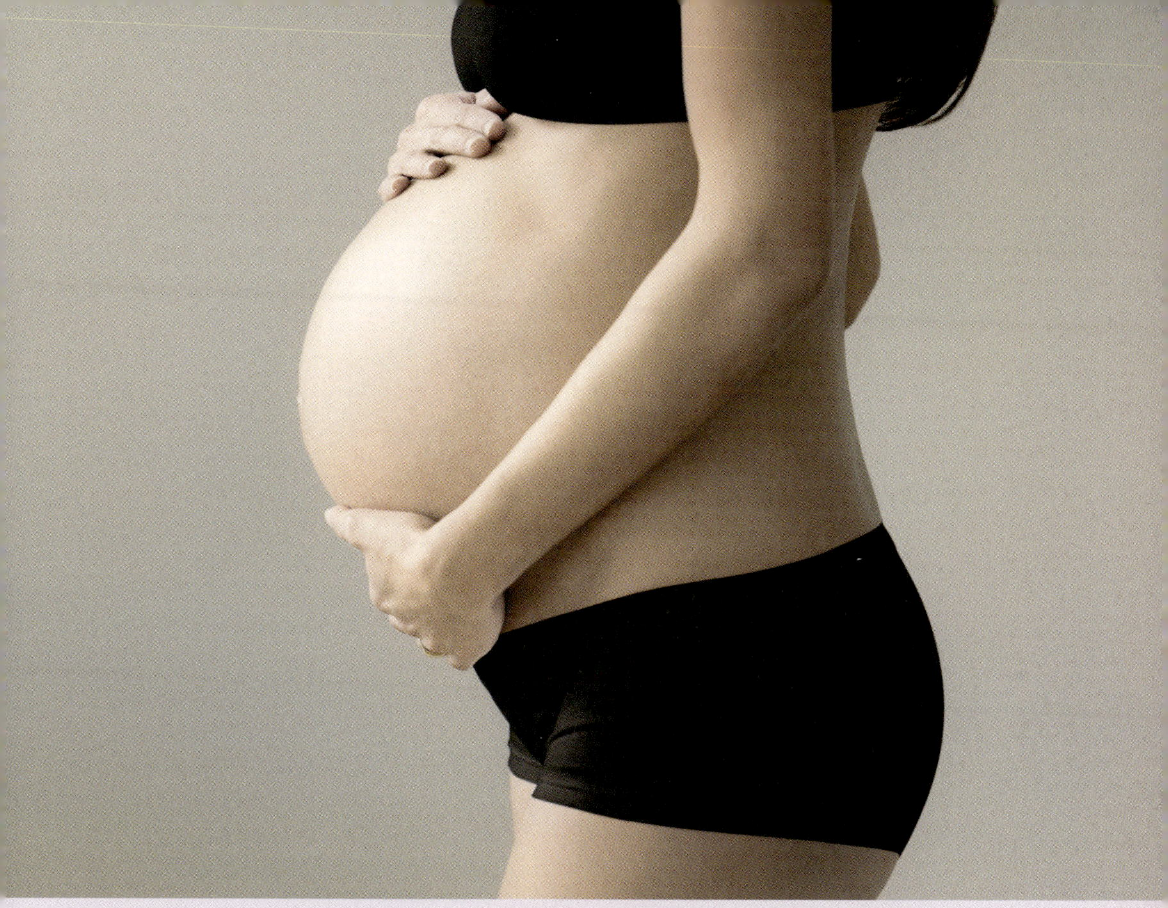

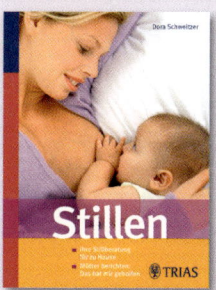

Dora Schweitzer
Stillen
€ 14,99 [D]
ISBN 978-3-8304-6663-5

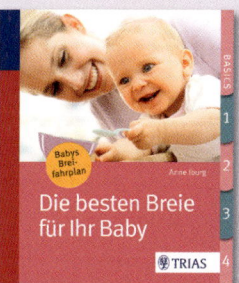

Anne Iburg
Die besten Breie für Ihr Baby
€ 9,99 [D]
ISBN 978-3-8304-6962-9

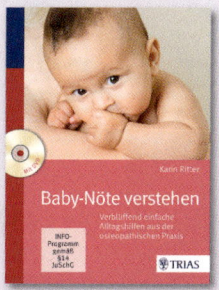

Karin Ritter
Baby-Nöte verstehen
€ 17,99 [D]
ISBN 978-3-8304-8010-5

Wissen, was gut tut.   ♔ TRIAS

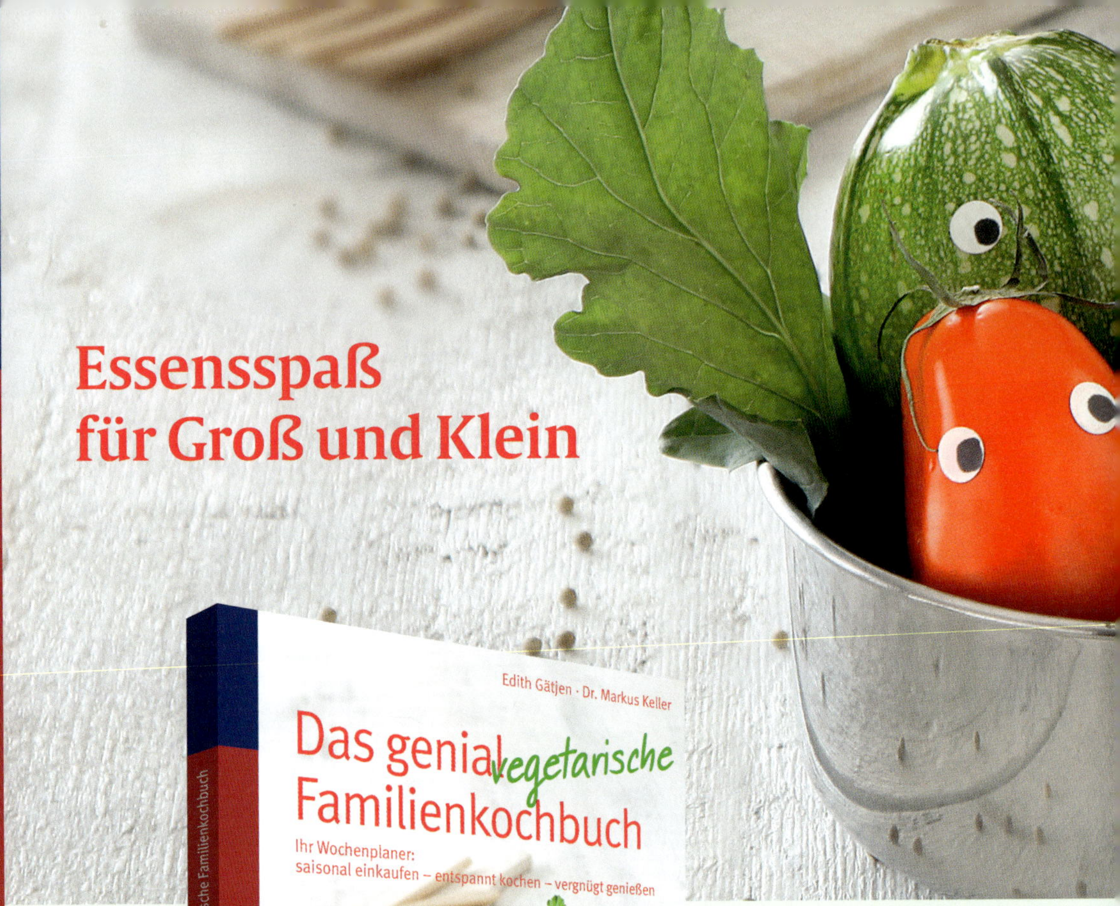

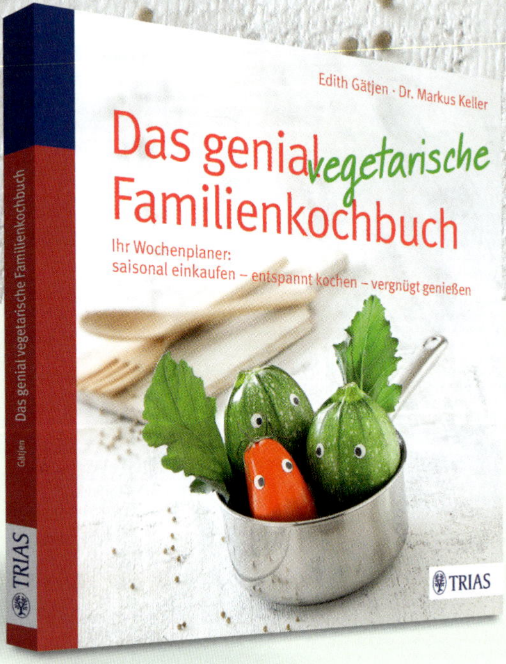

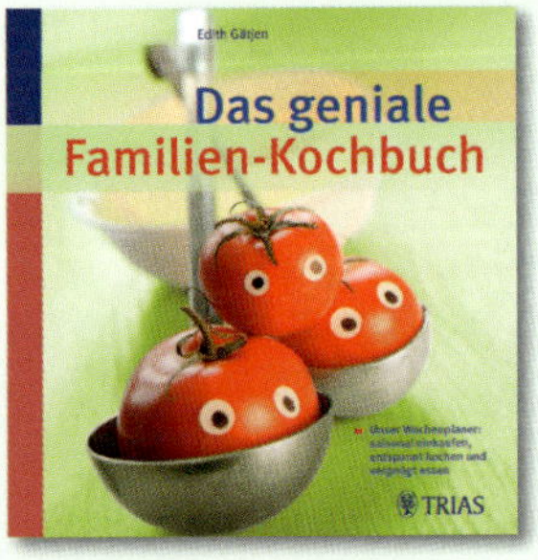

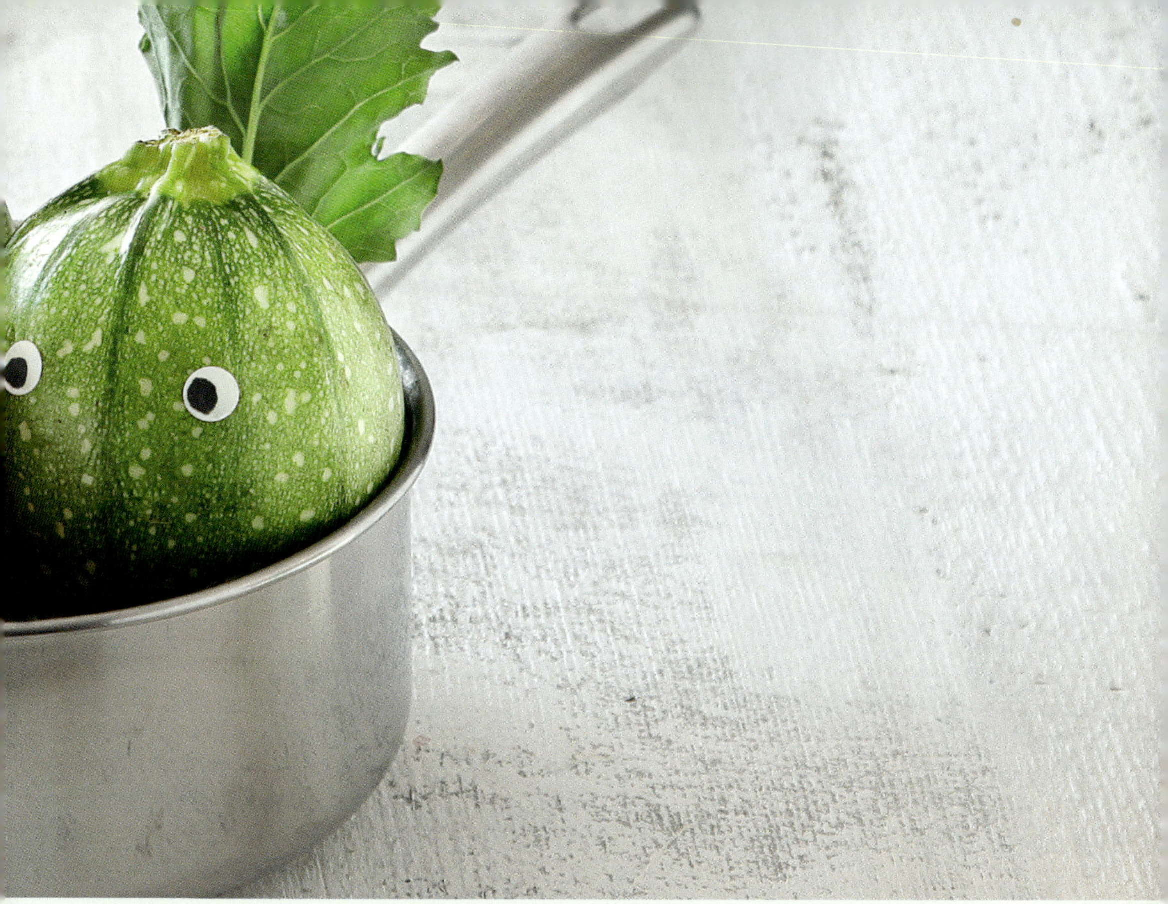

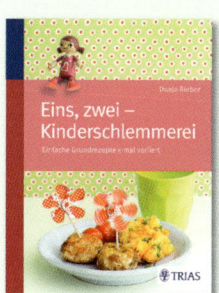

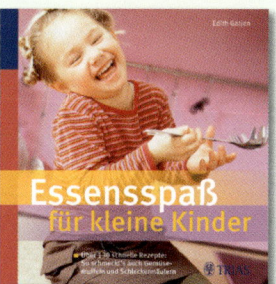

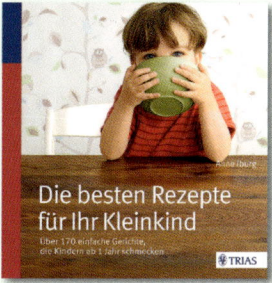

Dunja Rieber
Eins, zwei – Kinderschlemmerei
€ 14,99 [D]
ISBN 978-3-8304-6899-8

Edith Gätjen
Essensspaß für kleine Kinder
€ 17,99 [D]
ISBN 978-3-8304-6055-8

Anne Iburg
Die besten Rezepte für Ihr Kleinkind
€ 17,99 [D]
ISBN 9783-8304-8250-5

Wissen, was gut tut.   **TRIAS**

Bibliografische Information der Deutschen Nationalbibliothek
Die Deutsche Nationalbibliothek verzeichnet diese Publikation in der Deutschen Nationalbibliografie; detaillierte bibliografische Daten sind im Internet über http://dnb.d-nb.de abrufbar.

Programmplanung: Simone Claß
Redaktion: Kristina Wrede
Bildredaktion: Christoph Frick
Umschlaggestaltung und Layout:
CYCLUS Visuelle Kommunikation, Stuttgart

Bildnachweis
Umschlagfoto: Corbis
Fotos im Innenteil: Silke Weinsheimer, Berlin
Die abgebildeten Personen haben in keiner Weise etwas mit der Krankheit zu tun.

1. Auflage

© 2015 TRIAS Verlag in MVS Medizinverlage Stuttgart GmbH & Co. KG
Oswald-Hesse-Straße 50, 70469 Stuttgart

Printed in Germany

Satz und Repro: Fotosatz Buck, Kumhausen
gesetzt in: Adobe InDesign CS6
Druck: AZ Druck und Datentechnik GmbH, Kempten

Gedruckt auf chlorfrei gebleichtem Papier

ISBN 978-3-8304-8163-8
Auch erhältlich als E-Book:
eISBN (PDF)   978-3-8304-8164-5
eISBN (ePub) 978-3-8304-8165-2

1 2 3 4 5 6

Wichtiger Hinweis: Wie jede Wissenschaft ist die Medizin ständigen Entwicklungen unterworfen. Forschung und klinische Erfahrung erweitern unsere Erkenntnisse. Ganz besonders gilt das für die Behandlung und die medikamentöse Therapie. Bei allen in diesem Werk erwähnten Dosierungen oder Applikationen, bei Rezepten und Übungsanleitungen, bei Empfehlungen und Tipps dürfen Sie darauf vertrauen: Autoren, Herausgeber und Verlag haben große Sorgfalt darauf verwandt, dass diese Angaben dem Wissensstand bei Fertigstellung des Werkes entsprechen. Rezepte werden gekocht und ausprobiert. Übungen und Übungsreihen haben sich in der Praxis erfolgreich bewährt. Eine Garantie kann jedoch nicht übernommen werden. Eine Haftung des Autors, des Verlags oder seiner Beauftragten für Personen-, Sach- oder Vermögensschäden ist ausgeschlossen.